Dieta Cetogénica

Usando el Método Rico en Grasas y Bajo en Hidratos de Carbono de la Dieta Keto para Perder Grasa y Sentirte Sano de Nuevo (Pérdida de Peso Rápida, Menús, Estilo de Vida Saludable)

Elliot Cutting

Índice de Contenidos

Introducción: La Dieta Keto

La mayor parte de la gente utiliza la palabra "Keto" para hacer referencia a la dieta cetogénica de una forma más corta (Keto viene de su nombre en inglés, "ketogenic"). El nombre de esta dieta viene del hecho de que el cuerpo crea unas moléculas llamadas cetonas. Las cetonas se utilizan como una fuente alternativa de energía cuando el suministro de glucosa se reduce.

Si no comes muchos hidratos de carbono, el cuerpo producirá cetonas. Esto es así si tu ingesta de proteínas se mantiene en niveles moderados. Si comes demasiadas proteínas, el cuerpo puede convertirlas en azúcar.

El hígado puede producir cetonas a partir de las grasas almacenadas en el cuerpo. Así, el cuerpo puede utilizarlas como combustible en muchas partes, incluyendo el cerebro. El cerebro no puede alimentarse de grasas, necesita glucosa o que las grasas sean transformadas en cetonas.

Al seguir una dieta cetogénica, todo el cuerpo cambia sus fuentes de energías y es capaz de funcionar por completo a partir de grasas. Esto hace que los niveles de insulina se reduzcan y se queme más grasa. El cuerpo accederá a las grasas que ha ido almacenando a lo largo de los años y empezará a quemarlas. Es una gran dieta si quieres perder peso y, además, hay otros beneficios tales como lucidez, suministro constante de energía y sentir menos hambre.

Pocos Hidratos

La única forma de que esta dieta funcione correctamente es comer muy pocos carbohidratos. Cuantos menos hidratos comas, más probabilidades tendrás de perder peso. Una dieta Keto es muy estricta con la ingesta reducida de hidratos. Solo podrás comer 20 gramos netos o menos de hidratos cada día.

Una vez alcanzados tus objetivos de pérdida de peso, puedes empezar a incrementar el número de hidratos que comes. Esto debe hacerse despacio, así no volverás a ganar el peso perdido.

Las Bases

Es obligatorio que sigas la dieta de forma estricta para obtener mejores resultados y más rápido.

En teoría, la dieta Keto es simple – pocos hidratos, muchas grasas. Esto no te dice exactamente lo que puedes comer y lo que no. Más adelante en el libro hay una lista completa de alimentos que puedes comer, pero por ahora veamos un pequeño resumen:

- Carne, incluyendo órganos.
- Pescado y marisco.
- Grasas como beicon, sebo, mantequilla, aceite de oliva, aceite de coco, mantequilla clarificada y manteca.
- Huevos.
- Bayas como arándanos, fresas y frambuesas.
- Verduras sin almidón – todas las hojas verdes que puedas comer.

Un día habitual podría ser algo parecido a esto:

- Desayuno con beicon y huevos.
- Almuerzo con una taza de caldo de carne y una ensalada de pollo.
- Cena con filete de ternera, verduras y un postre compatible con la dieta Keto.

Algunas personas necesitan picar algo entre comidas. Cecina, caldo, palitos de queso, apio o frutos secos podrían ser buenas opciones si este es tu caso. Debes vigilar la cantidad de aperitivos que comes, ya que harán subir tus cuentas de calorías.

La dieta Keto es muy fácil de personalizar, así que puedes experimentar y descubrir lo que funciona mejor para ti gracias a las muchas opciones de alimentos. Algunas personas se dan cuenta de que necesitan más grasas en su dieta y otras de que deben comer menos hidratos.

Cetosis

Veamos más de cerca y descubramos qué es la cetosis. La cetosis es un estado natural en el que entra el cuerpo cuando usa grasas como combustible. Esto sucede cuando ayunas o sigues una dieta estricta baja en carbohidratos como la dieta Keto.

Hay muchos beneficios en permitir a tu cuerpo entrar en cetosis, como mejorar la salud, el rendimiento y perder peso. Hay algunos efectos secundarios a tener en cuenta, tales como que demasiada cetosis puede ser peligrosa si padeces diabetes tipo I u otras enfermedades.

Una vez que tu cuerpo entra en cetosis, produce cetonas. Como se mencionó anteriormente, estas pequeñas moléculas pueden usarse como combustible para el cuerpo. El hígado convierte las grasas en cetonas y las libera al torrente sanguíneo. Ahí el cuerpo las usará como glucosa.

Cómo Entrar en Cetosis

Nuestros cuerpos pueden entrar en cetosis de dos formas diferentes: ayunando o siguiendo una dieta cetogénica. De cualquiera de las dos maneras, el cuerpo tiene fuentes de glucosa limitadas, lo que hace que el cuerpo cambie y use grasas como combustible. Cuando la hormona insulina está baja, el cuerpo incrementa su capacidad de quemar grasa. Esto significa que ahora el cuerpo tiene acceso a toda la grasa almacenada y la usa.

Está científicamente probado que ayunar produce cetosis en el cuerpo más rápido que la dieta Keto, sin embargo, la mayoría de la gente decide seguir la dieta Keto porque puede hacerse por períodos indefinidos de tiempo y no tienes que preocuparte por ataques de hambre ni por controlar los horarios de alimentación.

Combustible para nuestros Cerebros

Mucha gente piensa que el cerebro necesita hidratos como alimento. De hecho, el cerebro no puede quemar hidratos cuando los consumes, pero si estos no están disponibles, quema cetonas.

Esto es necesario para la supervivencia básica. Como nuestros cuerpos solamente pueden almacenar hidratos para uno o dos días, el cerebro simplemente se apagaría después de varios días sin comida. Alternativamente, empezaría a convertir rápidamente proteínas musculares en glucosa para seguir funcionando. Esto no es muy efectivo. Significa que nos consumiríamos rápidamente. Si esta fuera la forma en que el cuerpo realmente funciona, la especie humana no habría sobrevivido antes de que la comida estuviera disponible todos los días, todo el día.

El cuerpo humano ha evolucionado con el fin de trabajar más inteligentemente.normalmente, el cuerpo tiene almacenada suficiente grasa para sobrevivir algunas semanas sin comer absolutamente nada. La cetosis es un proceso de supervivencia que tiene lugar para asegurar que nuestros cerebros pueden funcionar con las grasas almacenadas.

Cetosis y Cetoacidosis

Hay muchos conceptos erróneos sobre la cetosis. El principal es pensar que se trata de lo mismo que cetoacidosis. La cetoacidosis es una afección rara y peligrosa que le sucede a personas con diabetes tipo I. A veces, incluso los profesionales de la salud mezclan estos dos conceptos. Puede ser porque los nombres son parecidos y no se sabe demasiado sobre las diferencias entre ellos.

La cetosis es un estado natural del cuerpo y lo controlan por sí solos. La cetoacidosis es una disfunción del cuerpo donde produce una cantidad excesiva y descontrolada de cetonas. Esto puede provocar síntomas como dolor de estómago, náuseas y vómitos, que pueden ir seguidos por confusión e incluso coma.

Esto requiere tratamiento médico urgente y podría terminar siendo fatal.

Así que antes de que alguien te confunda con esta dieta cuando estés hablando sobre ella, ya sabes exactamente de qué están hablando.

Alcanzar un Nivel Óptimo de Cetosis

Este es el punto al que todo el que sigue la dieta cetogénica quiere llegar. Cuando alcances el nivel óptimo de cetosis, tu cuerpo empezará a quemar grasa al mejor ritmo. Para alcanzar este nivel de cetosis, tienes que seguir una dieta baja en hidratos y rica en grasas, como ya se ha mencionado. Debes mantener tus macronutrientes en su rango óptimo. No hay trucos específicos que te ayuden a conseguirlo, solamente seguir los pasos de este libro y experimentar la dieta por ti mismo te dará las respuestas que necesitas.

Estos son los distintos niveles de cetonas que puedes tener:

- Menos de 0.5 significa que no has alcanzado la cetosis todavía.
- Un nivel entre 0.5 y 1.5 es un nivel de ligera cetosis nutricional. Puedes perder algo de peso, pero no estás en el nivel óptimo.
- Niveles entre 1.5 y 3 se consideran óptimos y son los mejores para perder la mayor cantidad de peso.
- Los niveles por encima de 3 no son necesarios. Los niveles elevados no ayudan. Pueden hacerte daño porque significa que no estás ingiriendo suficiente comida.

Mucha gente piensa que han estado siguiendo una dieta Keto estricta, pero cuando miden sus niveles de cetonas en sangre se sorprenden. Si miden sus niveles y están en torno a 0.2 o 0.5, se dan cuenta de que no están cerca del punto óptimo y se desaniman.

El truco para pasar de esta meseta es adherirte a la norma de pocas fuentes de hidratos, pero también asegurarte de que estás comiendo pocas proteínas. La ingesta de proteínas no debe ser superior a la de grasas. Sí, hemos dicho que las proteínas no afectan a tus niveles de glucosa como los hidratos, pero si consumes demasiadas, especialmente si consumes más proteínas que grasas, afectará a tu glucosa y, finalmente, a tu cetosis.

El truco para superar esto es comer más grasas. Puedes hacerlo fácilmente añadiendo una gran porción de mantequilla aromatizada con hierbas encima de un filete. Esto puede ayudarte a no comer tanto porque las grasas te llenan más rápido.

Beber una taza de café bulletproof puede hacer que no sientas hambre y comas demasiadas proteínas. Es muy fácil de hacer, solamente tienes que añadir una cuchara sopera de mantequilla o aceite de coco a tu café cada mañana.

Cómo Medir la Cetosis

Hay muchas formas de averiguar si has alcanzado la cetosis. La primera es medir las cetonas en sangre. Esto significa que debes comprar un medidor y pincharte el dedo, tal como harías para medir el azúcar.

Hay muchos aparatos con un precio razonable y solo lleva unos segundos saber tus niveles de cetonas. Mucha gente no quiere llegar a este extremo para saberlo, pero es el más preciso y efectivo.

Lo primero que necesitarás hacer cada mañana en ayunas es medir tus niveles de cetonas. Puedes usar los niveles anteriormente mencionados para saber si estás en cetosis.

Estos medidores miden la cantidad de BHB en sangre. Esta es la principal cetona presente en la sangre cuando estás en cetosis. El principal problema de este método es tener que sacar algo de sangre.

Estos kits cuestan alrededor de 30 o 40 dólares y unos 5 por cada prueba. Es por esto que mucha gente decide hacerlo de esta manera, haciendo una prueba a la semana más o menos.

Ya hemos comentado la forma más cara de saber si estás en cetosis, pero hay otras siete formas de saberlo.

1. Mal aliento

   No suena agradable, pero a menudo la gente se da cuenta de que tienen mal aliento cuando alcanzan la cetosis. Es un efecto secundario normal. El aliento huele afrutado.

   Esto es producido por los niveles elevados de cetonas. El gran culpable es una cetona llamada acetona y que excretamos a través del aliento y la orina. Puede que no te guste la idea de tener mal aliento, pero es una buena forma de saber si estás en cetosis. Mucha gente se lava los dientes con más frecuencia o mastica chicles sin azúcar.

2. Pérdida de peso

   Esta es la mejor manera de saber si estás en cetosis. Cuando empiezas la dieta Keto, verás un rápido descenso de peso, normalmente debido al agua. Cuando experimentes otro descenso de peso serán tus grasas almacenadas siendo quemadas. Esta es otra forma de saber si estás en cetosis.

3. Cetonas en tu aliento y orina

   Si no te gusta tener que perforar tu dedo, puedes medir las cetonas en sangre usando un analizador del aliento. Estos monitorizan la acetona, que es una de las tres cetonas que estarán en tu sangre cuando alcances la cetosis.

   Esto te permitirá saber si tus niveles de cetonas han alcanzado la cetosis, ya que la acetona solamente abandona el cuerpo cuando llegas a la cetosis nutricional. Estos analizadores del aliento son bastante precisos, pero no tanto como los monitores de sangre.

   Otra forma de comprobar la cetosis es buscar las cetonas en orina cada día utilizando unas tiras reactivas específicas. Es un método rápido y barato para conocer tus niveles de cetonas, pero no es muy fiable.

4. Falta de apetito

   Mucha gente ha reportado que les disminuye el hambre cuando siguen una dieta Keto. La razón detrás de esto siguen siendo estudiadas. Se cree que la reducción del hambre se debe al aumento del consumo de proteínas y verduras, así como cambios en las hormonas del hambre. Las cetonas también pueden afectar a la reacción del cerebro frente al hambre.

5. Más concentración y energía

   Algunas personas han reportado sentirse enfermos, cansados o confusión mental cuando empiezan la dieta Keto. Esto se conoce como la gripe Keto. La gente que sigue esta dieta durante mucho tiempo han reportado tener más energía y mejor concentración. El cuerpo necesita tiempo para adaptarse a la dieta. Una vez que alcanzas la cetosis, tu cerebro empieza a quemar cetonas para obtener energía. Esto puede tardar una o dos semanas en empezar a suceder.

6. Cansancio a corto plazo

   Una vez que tu cuerpo empieza la transición Keto, puedes sentir debilidad y fatiga. Esto puede hacerle a algunas personas difícil seguir con la dieta. Este efecto segundario es normal y es una forma de saber que estás alcanzando la cetosis.

   Este malestar puede durar desde una semana hasta un mes antes de alcanzar la cetosis completamente. Puedes reducir esta sensación tomando suplementos de electrolitos.

7. Disminución del rendimiento a corto plazo

   Igual que en el punto anterior, el cansancio puede disminuir el rendimiento al hacer ejercicio. Esto es producido por la reducción que sufre el glucógeno almacenado en los músculos; esto te da el combustible que necesitas para realizar ejercicios de alta intensidad. Después de una o dos semanas tu rendimiento debería volver a la normalidad.

Dieta Keto frente a Dieta Atkins

Estas son las dos dietas más populares que reducen tu ingesta de hidratos drásticamente, pero veamos una comparación en términos de resultados, seguridad y dificultad.

La dieta Atkins y la dieta cetogénica estarían empatadas en una carrera por la dieta baja en hidratos más popular. Las dos no solo disminuyen los hidratos como donuts, magdalenas y galletas, sino que se deshacen de algunas verduras y la mayoría de las frutas. Limitan tanto el número de hidratos que te hacen entrar en cetosis; esto hace que el cuerpo queme grasa como combustible una vez que los almacenes de glucosa se han vaciado. La cetosis juega un gran papel en ambas dietas y puede afectar a lo fácil que sea adherirse a ellas.

Veamos rápidamente la dieta Atkins. Fue introducida en 1972 por Robert Atkins, que era cardiólogo. La dieta original, llamada ahora Atkins 20, tenía cuatro fases. La primera fase tenía un montón de normas restrictivas.

Las proteínas y las grasas eran juego limpio en la dieta Atkins, pero los hidratos estaban extremadamente restringidos a 20-25 gramos de hidratos netos. Este es el total de hidratos, menos la fibra alimentaria. Todos esos hidratos necesitan venir de verduras, queso, semillas y frutos secos. Esta fase dura hasta que estés a 15 libras de tu peso objetivo.

La segunda fase aumenta la cantidad de hidratos a 25-50 gramos y puedes comer alimentos como queso cottage, yogur y arándanos. Esta fase dura hasta que te queden 10 libras hasta tu peso objetivo.

Durante la tercera fase, aumentarás la ingesta a 50-80 gramos de hidratos netos mientras encuentras el equilibrio correcto. Esto significa que debes averiguar los hidratos que puedes comer antes de que tu pérdida de peso se estanque. Esta parte debe hacerse despacio y con el método de ensayo y error para averiguar los hidratos que puedes comer sin ganar peso.

Cuando encuentres ese número y lo mantengas durante un mes, empieza la fase cuatro. Se trata del mantenimiento durante toda la vida. Se centra en mantener los hábitos que has creado durante la tercera fase. Puedes consumir hasta 100 gramos de hidratos netos cada día, siempre y cuando no empieces a ganar peso.

Hay muchas piezas móviles cuando hablamos del engranaje de la dieta Atkins. En la dieta Keto solamente hay una forma de comer durante todo el proceso. Reducirás la ingesta de hidratos hasta alrededor de un 5% de la ingesta calórica diaria. Es por esto que entrarás en cetosis, cosa que muchos monitorizan mediante pruebas de sangre y tiras reactivas de orina.

Mucha gente recomienda la dieta Keto para niños que sufren epilepsia porque deshacerse de un grupo completo de alimentos cambia radicalmente la forma de comer, aunque esto puede entrañar algunos riesgos. Hay evidencia que sugiere que podría ayudar también a los adultos con epilepsia. Ten cuidado, ya que es necesario realizar más investigaciones al respecto.

Si no se sigue esta dieta adecuadamente y con cuidado, la dieta Keto podría provocar un aumento en el riesgo de tener piedras en el riñón y enfermedades cardiovasculares, así como deficiencias de vitaminas esenciales y minerales. Hasta que nuestro cuerpo se adapte, la producción de cetonas puede causar fatiga mental, mal aliento, náuseas y dolores de cabeza.

Probablemente pierdas peso con ambas dietas. Al principio, será principalmente agua. Existe la posibilidad de que recuperes el peso perdido debido al agua cuando vuelvas a comer de forma normal. Algunos estudios muestran que las personas que siguieron la dieta Atkins perdieron entre 4.6 y 10.3 libras, aunque al final del segundo año tras la dieta habían vuelto a ganar algo de ese peso.

Ni la dieta Atkins ni la Keto te hacen contar calorías. Lo principal de lo que tienes que asegurarte es de mantenerte por debajo de los hidratos netos requeridos. La dieta Keto recomienda asegurarte de alcanzar los porcentajes adecuados de calorías procedentes de grasas y proteínas.

Qué dieta es más fácil de seguir depende solo de la persona. Y depende de tus hábitos antes de empezar la dieta. Ninguna de las dos es fácil.

La mayor diferencia entre estas dos dietas es la cantidad de proteínas que debes comer. La Atkins no pone un máximo de consumo, pero la Keto sí. Otra diferencia es mantener el cuerpo en cetosis durante toda la dieta. La dieta Keto es la única que requiere permanecer en cetosis. La Atkins te permite reintroducir lentamente los hidratos.

Esto significa que la dieta Atkins puede ser un poco más sostenible a largo plazo, ya que no es tan restrictiva.

El Punto de Vista de un Médico

Según el cardiólogo Dr. Ibal Sebag, la dieta Keto es una forma saludable de perder peso. También es una ayuda efectiva en algunas enfermedades, si se hace de la forma correcta y con la ayuda de profesionales de la salud cualificados. Esta dieta no es para todo el mundo – y es por esto que se recomienda buscar el consejo de un nutricionista o de tu doctor antes de empezar la dieta Keto.si fuera fácil comer alimentos nutritivos y solamente el número de calorías que necesitamos para mantenernos sanos, no habría una epidemia de diabetes y obesidad. Mucha gente asegura haber probado cuanta dieta existe, pero la dieta Keto es la única que les ha funcionado porque reduce los antojos de alimentos con muchos hidratos, procesados y azucarados. Tener demasiado peso acumulado en la zona del estómago puede aumentar el riesgo de desarrollar problemas de salud como depresión, cáncer, apnea del sueño, artrosis, ictus, problemas cardíacos y diabetes. Para las personas con riesgo de padecerlos, encontrar una dieta que funciona es muy importante.

Si ya sigues la dieta Keto, hay algunas cosas que el Dr. Sebag te recomienda hacer:

1. Habla con un nutricionista para asegurarte de que tus requerimientos de micronutrientes están cubiertos. Los alimentos bajos en hidratos y ricos en grasas, habitualmente, tienen poco contenido en agua, antioxidantes, fibra, minerales y vitaminas. Debes tener cuidado o puedes arriesgarte a sufrir deshidratación, desequilibrio de electrolitos, estreñimiento y deficiencias vitamínicas. Un nutricionista será capaz de trabajar contigo para asegurarse de que comes los alimentos adecuados.

2. Antes de empezar la dieta Keto, habla con tu médico. Hazte un análisis de sangre y averigua si tienes algún riesgo de enfermedad cardiovascular. Tu equipo médico puede ayudarte a conseguir tus objetivos dietéticos y de salud de forma segura.

3. Intenta comer, principalmente, grasas sanas tales como aceite de oliva, pescado azul, aguacates, semillas y frutos secos. Necesitas limitar las grasas saturadas.

4. Intenta comer frutas y verduras de todos los colores cada día, centrándote más en las verduras. Busca verduras que sean de color rojo, azul/violeta, amarillo/naranja, blanco/marrón y verde. Esta variedad de colores ayudará a prevenir la deficiencia de micronutrientes. Asegúrate de incluir alimentos que contengan fibra soluble, legumbres, frutos secos y cacao en polvo sin azúcar.

5. Mantente hidratado. Bebe mucha agua. Esto es absolutamente necesario.

Capítulo 1: Estilo de Vida Cetogénico

¿Tus amigos te han invitado a salir? ¿Tienes miedo de ir por las opciones que tengas para comer?

Pues no deberías. Puedes comer alimentos deliciosos donde sea que vayas.

- Añade más grasas buenas

  Comer en restaurantes puede ser difícil porque sus comidas suelen ser bajas en grasa. Esto hace más complicado sentirte lleno cuando no comes hidratos. Puedes manejar esto de diferentes maneras. Puedes pedir mantequilla extra fundida sobre las verduras o la carne. También puedes aliñar las ensaladas con aceite de oliva y vinagre. Muchos restaurantes sirven aceites vegetales baratos que son ricos en omega-6 en vez de aceite de oliva. Las personas que sigue la dieta Keto suele llevar una botella de aceite de oliva encima.

- Elige las bebidas sabiamente

  Las mejores bebidas que puedes elegir son té sin edulcorantes, agua con gas, café y agua. Si quieres tomar bebidas alcohólicas, cíñete al vino seco, champán o bebidas espirituosas. Pídelos bien con agua carbonatada (sin azúcar) o solos.

- Restaurantes

  Hay muchos restaurantes y sitios de comida rápida que ofrecen opciones bajas en carbohidratos. Si tienes antojo de una hamburguesa, pídela envuelta en lechuga o no te comas el pan. Elegir carnes como filete de ternera o pescado te mantienen en modo bajo en hidratos. Nunca elijas ningún tipo de patata, arroz o judías como acompañante. En su lugar, pide ensaladas, espárragos y verduras. Si tienes un restaurante Chipotle cerca, puedes pedir un bol sin arroz ni judías y rellenarlo con queso, carne, guacamole y crema agria.

- Evita los alimentos almidonados

  Di no a las patatas, pasa del pan, sáltate la pasta y olvida el arroz. Nunca dejes que las tentaciones se metan en tu plato. Asegúrate de pedir tu comida sin acompañamientos almidonados.

  Cuando pidas un entrante, muchos sitios te permitirán sustituir los acompañamientos almidonados por ensaladas o verduras. Cuando pidas un sándwich o una hamburguesa, pide que te la envuelvan en lechuga en vez del pan. Si el sitio no hace sustituciones de ningún tipo, entonces no lo pidas.

  Si, finalmente, hay alguna de estas cosas en tu plato, tienes varias opciones. Si sabes que puedes dejarlo en el plato sin comértelo, adelante. Si no puedes manejar la tentación, pídele al camarero que lo reemplace por algo que no contenga almidón. Si el restaurante es un sitio informal, simplemente puedes tirarlo.

- Ten cuidado con salsas y condimentos

  Las salsas contienen principalmente grasas, cosa que está bien, sin embargo, debes saber que la salsa de carne (gravy) y el kétchup contienen principalmente hidratos. Si no sabes lo que lleva una salsa, pregúntale al camarero y mantente lejos si contiene harina o azúcar. Puedes pedirles que pongan la salsa aparte, así puedes decidir qué cantidad quieres utilizar.

- Bufés

  Aquí es donde las cosas se complican. Establece algunas normas básicas antes de levantarte de la mesa. Mantente lejos del almidón y los cereales. Ve a por las grasas, verduras y proteínas.

- Postre

  Si no tienes hambre, pide una taza de café o té mientras esperas a que tus acompañantes terminen. Si todavía tienes un poco de hambre, mira a ver si tienen bayas con nata o algún plato con queso.

Ahora que ya hemos cubierto lo que debes hacer cuando sales a comer, veamos los 5 mejores restaurantes para la dieta Keto y lo que puedes pedir.

1. Número Cinco – Chick-Fil-A

   Chick-fil-A tiene muchas opciones bajas en hidratos, especialmente para el desayuno. Puedes pedir un sándwich Keto y un café y tendrás energía hasta el almuerzo. Los nuggets de pollo a la parrilla tienen mucho sabor y llenan, aunque contienen 11 gramos de hidratos por cada 8 unidades.

   La salsa ranchera de aguacate y lima tiene tres gramos de hidratos y 32 de grasa que viene de aceite de soja. Puede que quieras mantenerte alejado de los aceites vegetales, ya que aumentan la inflamación y están llenos de grasas trans.

   He aquí una lista de sus opciones Keto:

   - Nuggets de pollo a la parrilla con ensalada.
   - Sándwich club de pollo a la parrilla sin el pan.
   - Sándwich de pollo a la parrilla sin el pan.
   - Muffin de beicon, huevo y queso sin el muffin.
   - Galleta de salchicha, huevo y queso sin la galleta.
   - Galleta de beicon, huevo y queso sin la galleta.

2. Número Cuatro – Kentucky Fried Chicken

   Pide el pollo a la parrilla cuando vayas a este restaurante, es delicioso. Puedes elegir un acompañante para este plato, pero lo único compatible con la dieta Keto son las judías verdes. El pollo a la parrilla es bajo en grasas, así que añádele aceite de oliva, mantequilla o aguacate para hacerlo más saciante. Cuidado con que la mantequilla sea realmente margarina.

Solamente hay dos opciones Keto en este restaurante:

- Judías verdes.
- Pollo a la parrilla.

3. Número Tres – Jimmy John's Gourmet Sandwiches

Jimmy John's tiene una gran opción, los "unwiches". Son sándwiches envueltos en lechuga en lugar de pan y que están muy buenos. No es una simple hoja de lechuga a duras penas manteniendo el relleno. Este es uno de los restaurantes favoritos de la gente Keto porque sus ingredientes son frescos y sencillos.

Esta es una lista de sus sándwiches Keto:

- Club de atún.
- Beach club.
- Country club.
- Jamón ahumado.
- Ultimate porker.
- Club Lulu.
- Bootlegger club.
- Hunters club.
- Italian nightclub.
- Billy club.

Pide un acompañamiento grande de pepinillos kosher.

4. Número Dos – Chipotle

Chipotle es un gran restaurante Keto. Su bol de ensalada viene con lechuga en lugar de arroz y judías, además de que hay multitud de opciones para añadir encima. Trata de mantenerte lejos de su vinagreta porque es todo azúcar. Para un toque más cremoso añade crema agria o queso. Si no tienes un Chipotle cerca y quieres ir a un restaurante mexicano, ve a Taco Bell y pide el Mini Skillet Bowl.

Esta es una lista de sus toppings Keto:

- Guacamole.
- Queso.
- Salsa de tomatillo verde y chile.
- Salsa de tomatillo rojo y chile.
- Salsa de tomate fresco.
- Verduras para fajita.
- Sofritas.
- Chorizo.
- Barbacoa.
- Carnitas de cerdo.
- Filete.
- Pollo.
- Lechuga romana.

5. Número Uno – Wendy's

Puede que no seas amante de las hamburguesas de sitios de comida rápida, pero las hamburguesas de Wendy's son 100% carne de vacuno. No contienen aditivos y son más grandes que en otros restaurantes de comida rápida. Los ingredientes son tan buenos como si los hubieras preparado en casa.

Estas son las opciones Keto que puedes encontrar aquí:

- Ensalada César – sin picatostes.
- Ensalada Southwest de pollo y aguacate.
- Ensalada de pollo y bayas – en vez de pedir la vinagreta de cereza, pide salsa César o ranchera
- Club sándwich de pollo a la parrilla y queso Asiago – sin el pan.
- Sándwich de pollo a la parrilla – sin salsa de miel y mostaza.
- Hamburguesa con queso cheddar – sin el pan.

- Hamburguesa con queso y beicon junior – sin el pan.
  - Hamburguesa junior deluxe – sin kétchup.
  - Hamburguesa con queso deluxe – sin el pan ni kétchup
  - Beicon deluxe ¾ de libra triple – sin el pan.
  - Beicon deluxe ½ libra doble – sin el pan.
  - Beicon deluxe ¼ libra sencilla – sin el pan.
  - Son of baconator – sin el pan.
  - Baconator – sin el pan.
  - Dave's triple – sin el pan.
  - Dave's doble – sin el pan.
  - Dave's sencilla – sin el pan.

Cinco Errores Comunes sobre la Dieta Keto

Verlo como otra Moda Pasajera

Después de haber descifrado lo que quieres hacer con la dieta Keto, necesitas pensar seriamente que tan realista será para tu estilo de vida. Puede que necesites controlar una enfermedad, perder peso o tener energía para correr.

Vivir el estilo de vida Keto tiene que ser una mentalidad de todo o nada. Cuando piensas en todo el sistema, es mucho más que solamente dejar el pan y el azúcar durante una semana para que tu cuerpo entre en cetosis. Podría tomar desde unas pocas semanas hasta un mes para que tu cuerpo empiece a utilizar grasas como combustible. El instinto natural del cuerpo es utilizar azúcar como combustible. Todo tu sacrificio y trabajo duro puede echarse a perder con solo una comida. La dieta Keto no es algo que puedas hacer durante la semana y los fines de semana comer lo que quieras.

Si estás usando la dieta Keto para ayudarte a perder peso y restringir tus calorías, puede que recuperes el peso perdido si dejas la dieta. Esto es verdad si usas la dieta Keto para evitar excederte con alimentos como galletas y pizza, ya que vas a volver a comerlos de más cuando decidas dejar la dieta.

Si pensar en la dieta Keto como un nuevo estilo de vida no parece algo que puedas disfrutar, entonces no va a funcionar para ti.

Seguir Consumiendo Hidratos

Puedes pensar que has estado reduciendo los hidratos, pero la verdad es que pueden colarse en tu dieta y sacarte de la cetosis. Esto sucede cuando no mides las raciones, no haces un seguimiento de los carbohidratos o comes algo sin mirar primero los ingredientes. Incluso algunos suplementos y medicinas pueden elevar tu ingesta de hidratos.

Cuando sigues la dieta Keto bien, tu ingesta de hidratos debe ser de 20 gramos o menos al día. Para mantenerte en ese rango, tus hidratos deben venir de verduras de hoja verde, coliflor y brécol. Incluso esas verduras pueden sumar de más si no tienes cuidado. Una taza de kale tiene en torno a cinco gramos de hidratos netos. Una ensalada de kale, por otra parte, puede llegar hasta los 20 gramos porque hay hasta tres y cuatro tazas de kale en ella.

Un cuarto de taza de boniatos tiene 20 gramos de hidratos y una manzana mediana tiene 23. Cualquiera de estas dos cosas supone los hidratos de todo el día.

Controlar las Verduras de Forma Errónea

Cuando piensas en el tema de los hidratos de carbono, mantener una ingesta equilibrada de verduras es complejo. Cuando quitas alimentos altos en hidratos como quinoa, judías, lentejas y boniato de la mesa, tienes que ser muy creativo para construir un menú equilibrado con alimentos que sí puedes comer. Si te deshaces de todas las verduras u te concentras en la ingesta de grasas, quedas expuesto a deficiencias de minerales y vitaminas.

Para mantener tu dieta nutritiva, encuentra tus diez verduras favoritas y busca su contenido de hidratos netos para ver si puedes incluirlas en tu nuevo estilo de vida.intenta añadir verduras de hoja verde que están llenas de nutrientes, como el kale y las espinacas, en cada comida. Haz siempre un seguimiento de los alimentos para controlar la ingesta de hidratos y tener cuidado con el tamaño de las raciones. Para ayudar con los déficits de nutrientes, puedes considerar tomar un multivitamínico.

En las primeras semanas de la dieta Keto, como estarás perdiendo peso debido al agua, tu nivel de electrolitos puede caer y puede que te sientas un poco mal. Si sientes problemas musculares o cansancio, prueba a tomar suplementos como potasio o magnesio. Los aguacates, el kale y las espinacas aportan potasio. Las ostras, las espinacas y las semillas de cáñamo aportan magnesio.

Consumir Grandes Cantidades de Proteínas

Muchos entusiastas del fitness y personas que les gusta comer sano hablan sobre los beneficios de una dieta rica en proteínas, sin embargo, la dieta Keto dice que no a comer demasiadas proteínas. Cuando comes demasiadas proteínas, tu cuerpo las transforma en glucosa, lo que puede sacarte de la cetosis y de vuelta a quemar azúcar.

La dieta Keto te permite consumir una cantidad moderada de proteínas, entre 0.5 y 0.75 gramos de proteína por cada libra que peses cada día. Si pesas 150 libras, esto equivale a 75-112 gramos de proteínas cada día. Tres huevos o un trozo pequeño de pollo suponen 20 gramos de proteínas.

A pesar de estarte cargando de grasas, tienes que cuidar tu corazón. Las proteínas deben venir de fuentes tales como pescado, pavo y pollo en lugar de comidas procesadas.

Consumir las Grasas Equivocadas

Cuando necesitas que las grasas supongan en torno al 80% de tu ingesta calórica total, es demasiado fácil añadir mantequilla o aceite de coco a todo lo que comes. Comer los tipos adecuados de grasas y mantener un equilibrio son la clave para una dieta Keto saludable.

Es vital obtener muchas grasas insaturadas. Los alimentos grasos como sardinas, trucha y salmón, aguacates, semillas como cáñamo, chía y lino, y frutos secos como nueces de pecán, nueces y cacahuetes son buenas fuentes de grasas insaturadas. Los aceites vegetales como el aceite de cáñamo, pepitas de uva, lino y aguacate también son buenos recursos. Las grasas insaturadas pueden ayudar a reducir el riesgo de accidentes cerebrovasculares y enfermedades cardíacas.

Autodisciplina y Fuerza de Voluntad

Hay millones de personas ahí fuera que quieren perder peso. Su principal desafío es la falta de autodisciplina o fuerza de voluntad. La mayoría piensa que no pueden perder peso porque no tienen autocontrol. Como sea que quieras definirlo, el autocontrol, la autodisciplina o la fuerza de voluntad son algo misterioso y elusivo. Desde la década de 1960, los científicos han intentado determinar qué son la autodisciplina y la fuerza de voluntad y cómo se pueden mejorar. La gente siempre se queja de que si tuvieran más autocontrol podrían evitar el alcohol, las dogas, podrían comer mejor, hacer más ejercicio, perder peso, comer más beicon, ahorrar para la jubilación, dejar de perder el tiempo, etc. un estudio mostró que alrededor del 30% de la gente entrevistada decía que su mayor barrera era su falta de fuerza de voluntad al hacer cambios en sus vidas.

La Excelencia es un Hábito

La excelencia nunca ha sido un hecho. Siempre ha sido un hábito de acción repetitiva. Con el fin de entender la autodisciplina y la fuerza de voluntad, necesitas entender lo que es un hábito. Los hábitos se crean porque nuestro cerebro está constantemente buscando formas de ahorrar energía. Si los dejáramos, nuestros cerebros cogerían todo lo que hacemos y lo convertirían en un hábito. Lo hace para conservar la energía. Esto evita que pensemos en comportamientos normales del día a día, como comer o caminar, para que podamos usar nuestro combustible mental en cosas más importantes, como diseñar videojuegos, construir aviones o fabricar armas.

Nuestros cerebros crean patrones para ahorrar tiempo durante los procesos de pensamiento de la misma forma que el agua reacciona a la tierra. Si echas agua en una montaña de tierra, esta correrá por los lados siguiendo el camino que menor resistencia oponga. Cada gota dejará un pequeño canal. Cuanta más agua viertas, más profundo será el canal excavado. Después de cierto tiempo, el agua bajará por el mismo canal una y otra vez. Para que el agua baje por ese canal, debe ser vertida en lo alto de la montaña. Este punto de partida es el desencadenante. Cuando el agua llega al desencadenante, baja siempre por el mismo canal. Siempre.

Los Hábitos son nuestros Canales de Pensamiento

Supone un gran esfuerzo hacer que el agua corra fuera de ese canal. Es tal y como nuestros hábitos. Los hábitos son canales de impulso dentro de nuestro cerebro que siguen un camino específico hasta el mismo resultado exacto cada vez sin ningún esfuerzo. Todo lo que se necesita es un desencadenante. Este impulso seguirá el canal en nuestro cerebro sin crear una ruta física o mental que conduzca a una recompensa. Esto se llama hábito en bucle. Básicamente, tu cerebro ha creado un desencadenante que lleva a una rutina que lleva a una recompensa.

Fuerza de Voluntad – ¿Qué Es?

¿Qué son exactamente la autodisciplina y la fuerza de voluntad? Son la capacidad de mantenernos lejos de patrones de pensamiento improductivos. Redirigir este hábito requerirá mucha energía mental. Los primeros estudios sobre la fuerza de voluntad dan la impresión de que se trata de una habilidad que se aprende.

Citando a Henry P. Liddon: "Lo que hagamos en una gran ocasión probablemente dependerá de lo que ya somos, y lo que somos será el resultado de años previos de autodisciplina". Esto significa, básicamente, que el autocontrol puede ser aprendido o mejorado. Cuando repites una tarea una y otra vez, se irá haciendo más fácil y requerirá menos esfuerzo. Por lo tanto, la excelencia no es un acto, sino un hábito de repetición.

Esto de ninguna manera explica por qué comemos sano un día y al siguiente atracamos la nevera y nos comemos todo lo que haya a la vista. Puedes ser capaz de hacer ejercicio un día sin problemas, pero al siguiente no puedes salir de la cama. Entrenar cada día no sería difícil si fuera una habilidad. El problema con la teoría de la autodisciplina es que no puedes olvidar una habilidad.

La Fuerza de Voluntad es un Músculo

El investigador Mark Muraven descubrió que la fuerza de voluntad es más parecida a un músculo. Quería descifrar que si la fuerza de voluntad es una habilidad, ¿por qué no se mantiene constante cada día?

Se realizó un experimento colocando un plato de galletas recién horneadas junto a un bol de rábanos en una mesa. Se colocó todo detrás de un falso espejo, junto con un horno, una campana y una silla. Se pidieron 67 estudiantes voluntarios y se les pidió que se saltaran una comida. Cada estudiante entró a la habitación y se sentó delante de los dos boles. Uno de los investigadores les dijo que el experimento era sobre percepción de sabores. Sin embargo, realmente era para ejercitar la autodisciplina y la fuerza de voluntad.

A la mitad de los voluntarios se les pidió que ignoraran los rábanos y se comieran las galletas. A la otra mitad se les pidió que ignoraran las galletas y se comieran los rábanos. La teoría era que iba a requerirse fuerza de voluntad y energía mental para ignorar las galletas. No iba a requerir ningún tipo de energía ignorar los rábanos cuando estás mirando un plato lleno de galletas recién hechas.

El instructor les recordó que solamente podían comer el alimento que les había sido asignado y los dejó en la habitación.

Después de solo cinco minutos, los voluntarios que tenían permitido comer galletas estaban en el cielo. Los que debían comer rábanos estaban sufriendo una agonía mental.

Uno de los investigadores reportó que uno de los individuos que tenía asignado comer rábanos, cogió un puñado de galletas, se las comió y se chupó el chocolate de los dedos. Otro cogió una galleta, la olió y la volvió a dejar en el plato. Después de cinco minutos, la fuerza de voluntad de los asignados a los rábanos estaba exhausta por tener que comer una verdura con mal sabor e ignorar las galletas. Los asignados a las galletas no usaron ningún tipo de autodisciplina.

En ese momento, los investigadores entraron en la habitación y pidieron a los voluntarios esperar 15 minutos para permitir que su memoria sensitiva de lo que acababan de comer se disipara. Para pasar el tiempo, se les pidió que hicieran un puzzle sencillo. También se les pidió que trazaran una forma sencilla sin levantar el lápiz ni pasar dos veces sobre la misma línea. Si querían abandonar, solamente tenían que hacer sonar la campana. Aunque el investigador les dijo que el puzzle no debería llevarles demasiado tiempo, la verdad era que el puzzle era imposible de resolver.

Esta era la parte más importante del experimento. Supuso grandes cantidades de fuerza de voluntad continuar trabajando en el puzzle, especialmente cuando todos los intentos llevaban al fracaso.

De lo que se dieron cuenta desde detrás del espejo fue que los que habían tenido asignadas las galletas tenían grandes reservas de fuerza de voluntad y trabajaron durante más de 30 minutos en el puzzle, incluso después de encontrarse con todos los obstáculos.

Los que habían tenido asignados los rábanos, como tenían sus reservas de fuerza de voluntad agotadas, mostraron frustración y se quejaron. Algunos llegaron tan lejos como cerrar los ojos y apoyar la cabeza sobre la mesa. Una persona en particular perdió los papeles cuando el investigador volvió a entrar a la habitación. El tiempo medio que invirtieron fue de ocho minutos. Cuando se les preguntó cómo se sentían, uno de ellos llegó a decir que estaba harto de ese estúpido experimento.

El Cansancio de la Galleta

Cuando obligaron a los voluntarios a usar su autodisciplina y fuerza de voluntad para ignorar las galletas, entraron en un estado de querer abandonar mucho más rápido. Más de 200 estudios se han realizado desde este y todos llegaron a los mismos resultados – la fuerza de voluntad es parecida a un músculo. No es una habilidad. La fuerza de voluntad puede cansar a una persona.

Este puede ser el por qué la gente que elige tener una relación extramarital suele hacerlo por las noches después de trabajar todo el día. Es la razón detrás de que buenos doctores cometan errores tontos después de realizar labores complejas que requieren mucho tiempo de intensa concentración. Es también el motivo por el que mucha gente pierde el control cuando bebe o hace trampas con la dieta.

Mucha gente siente que no tiene fuerza de voluntad. El autocontrol y la fuerza de voluntad son comportamientos aprendidos a lo largo del tiempo. También se ven muy afectados por el cansancio. Cualquiera puede tener fuerza de voluntad. Debes saber cómo puede fortalecerse o debilitarse.

La Inteligencia no es tan Importante como la Fuerza de Voluntad

Un estudio realizado en 2005 mostró que en lo referente al éxito académico, la autodisciplina y la fuerza de voluntad son más importantes que lo inteligente que una persona pueda ser. También mostró que tener más autodisciplina conlleva menos alcoholismo, mejores relaciones, notas más altas, más autoestima y menos atracones de comida. Es maravilloso.

La fuerza de voluntad se fortalece cuanto más la usas, pero no puedes dejarla en el banquillo. Tienes que usarla todos los días. Siempre es más fuerte al principio del día. Irá decayendo a lo largo del día a medida que te vayas cansando.

Formas de Mejorar este Músculo

Lo primero que debes hacer es escribir la motivación o las razones por las que quieres cambiar. Este cambio debe terminar en un objetivo. Solamente querer perder peso no es lo suficientemente bueno. Necesitas motivarte con las consecuencias de tener sobrepeso. De nuevo, perder peso no es un objetivo claro. Necesitas determinar un cierto peso al que quieres llegar. Tienes que apuntarlo claramente junto a tus razones. Por ejemplo, "voy a perder 50 libras para evitar tener diabetes". Este es un gran objetivo. El autocontrol y la fuerza de voluntad no llegan hasta que no sigas estos pasos. Apuntar tu objetivo con sus especificacicones y leerlo todos los días creará un desencadenante.

Lo siguiente que necesitas hacer es monitorizar tu forma de actuar de cara a tu objetivo. Cuando intentes perder peso debes llevar un diario de la dieta. Necesitas apuntar absolutamente todo lo que comes y bebes. Cada noche, anota tus planes de alimentación para el día siguiente. La noche siguiente te harás un examen a ti mismo de los éxitos y los fracasos, apuntando en la misma página lo que realmente comiste y bebiste. Sigue esta rutina todas las noches. Tienes que ser honesto contigo mismo sobre lo que fallaste y lo que hiciste con éxito. Esta última parte es muy poderosa. Se llama autointrospección. Es la clave para ver tus propios hábitos. Serás capaz de hacer cambios y deshacerte de los malos hábitos que veas. Esto ayuda a fortalecer tu fuerza de voluntad y formar buenos hábitos.

La fuerza de voluntad se fortalece y desarrolla con el tiempo. Se desarrolla siendo responsable con cada pequeña cosa cada día. Tiene que apuntarse. Si piensas comer huevos y beicon para desayunar y eliges otra cosa - ¿Por qué? Cuando puedes revisar tu día, puedes darte cuenta de que a lo mejor te fuiste a la cama más tarde de lo habitual y no te levantaste lo suficientemente temprano como para cocinar. Así, elegiste un yogur que ya estaba en la nevera. Si quieres comer huevos con beicon al día siguiente, tienes que dejarlos preparados la noche anterior, irte a la cama más temprano o deshacerte del yogur para que no sea una tentación. La organización refuerza el desencadenante y se deshace de la energía mental necesaria para tener fuerza de voluntad cuando no duermes suficiente, estás demasiado estresado por haberte levantado tarde o no tienes beicon. También puede darte más fuerza de voluntad para tomar mejores decisiones durante el día. Organizar y apuntar las tareas del día siguiente fortalece tu fuerza de voluntad futura y se deshace del cansancio que produce hacer cambios durante el día.

Con el tiempo, la autointrospección se hará más fácil. Llegará un punto donde lo harás incluso sin pensar en ello. Es la autointrospección inconsciente lo que otros interpretan como fuerza de voluntad y autocontrol. Es como ejercitar para fortalecer los músculos, apuntar pequeños objetivos y hacerte responsable hará que tu autodisciplina sea más fuerte. Este músculo que es la autodisciplina se hará muy poderoso. Con el tiempo, vas a ser capaz de tomar decisiones sin siquiera pensar en ellas. Tu fuerza de voluntad aún más fuerte será vista por quienes te rodean. Verás que simplemente estás flexionando un muy descansado músculo de la autodisciplina.

Ahora necesitas atacar las decisiones más difíciles del día en las mañanas cuando tienes más energías. Estas son las cosas que más energía necesitan. Esto te da más fuerza para mantener tu fuerza de voluntad. Por las noches, cuando tu fuerza de voluntad es débil, ten algún buen aperitivo disponible para que no sientas la tentación de hacer trampas. Nueces de macadamia, guacamole, chicharrones, beicon precocinado, quesos curados o rollos de carne son buenas opciones. Aprender a hacer bombas de grasa y tenerlas a mano en la nevera te dará un incremento de energía para tomar mejores decisiones cuando estés decidiendo lo que vas a preparar para la cena.

Capítulo 2: Transición a una Dieta Keto

Puede que hayas visto la palabra "macros" mientras investigabas la dieta Keto y no tengas ni idea de lo que son. Pues bien, macros es el diminutivo de macronutrientes cuando se utiliza en el contexto de la dieta Keto.

Los macros son la parte de los alimentos que te dan combustible y energía. Son las proteínas, los hidratos de carbono y las grasas. Tus calorías vienen de ellos. Necesitas entender el concepto de los macros si quieres tener una dieta Keto exitosa. Tienen que estar en equilibrio para mantenerte en cetosis.

Los hidratos son el único macro que no necesitas comer para mantenerte con vida. Existen los ácidos grasos y los aminoácidos. Esos son los bloques de construcción de grasas y proteínas, respectivamente. No existen carbohidratos esenciales.

Los hidratos están hechos de dos cosas – azúcares y almidones. La fibra se considera un hidrato, pero al hacer la dieta Keto no se cuenta de cara a la ingesta total de hidratos. El principal motivo por el que la fibra no cuenta es que nuestros cuerpos no digieren la fibra, así que no tiene ningún efecto sobre el azúcar en sangre.

Esto quiere decir que cuando consultes los valores nutricionales en una etiqueta, primero necesitas buscar los hidratos totales y después la fibra. Tienes que sustraer la cantidad de fibra de los hidratos totales para obtener los hidratos netos.

Hidratos totales – fibra = hidratos netos

Básicamente, esto significa que los hidratos netos solamente cuentan los azúcares y los almidones en los carbohidratos. Cuando consideres los macros para una comida, solamente usas hidratos netos. No se usan los hidratos totales.

Para tener éxito, necesitas encontrar los alimentos que sean naturalmente bajos en hidratos y los que no lo son. No va a ser tan obvio. Es evidente que las patatas son ricas en hidratos, ¿pero sabías que los plátanos también lo son?

Cualquiera que empiece la dieta Keto tiene que intentar consumir 20 gramos o menos de hidratos netos al día.

Las proteínas son importantes para nuestro cuerpo porque ayudan a conservar la masa muscular, fabricar hormonas y enzimas, son fuente de energía en ausencia de hidratos, están implicados en el crecimiento, reparación de tejidos y tienen función inmunológica. Las proteínas juegan un papel importante en nuestros procesos biológicos. Son los bloques de construcción de un cuerpo sano.

Cuando las comemos, son reducidas a aminoácidos. Nueve de ellos no se pueden producir en el cuerpo. Esos aminoácidos esenciales tienen que provenir de nuestra dieta. Son el triptófano, la valina, la fenilalanina, la treonina, la lisina, la leucina, la histidina, la metionina y la isoleucina. Una deficiencia de proteínas o alguno de estos aminoácidos, podría provocar kwashiorkor, desnutrición y otros problemas de salud.

Cuando sigues la dieta Keto, tienes que asegurarte de comer suficientes proteínas para ayudar a conservar tu masa muscular. La cantidad que necesitas comer depende de tu cantidad actual de masa muscular. He aquí una guía:

- 0.7 a 0.8 gramos de proteínas por libra de músculo para conservar tu masa muscular.
- 0.8 a 1.2 gramos de proteínas por libra de músculo para aumentar tu masa muscular.

En ningún caso querrás perder masa muscular. Solamente deberías ganar o conservarla. Mucha gente se centra solamente en perder peso. Muchas veces perder peso significa perder músculo junto con la grasa. Tu objetivo debe ser perder grasa salvando tus músculos. Esto es importante para que las personas mantengan un buen metabolismo.

Lo principal es asegurarte de que no te vuelvas loco comiendo proteínas mientras sigues la dieta Keto. Demasiadas podrían estresar demasiado a los riñones y afectar a la cetosis. Intenta mantener tus macros en los rangos anteriores.

Veamos un ejemplo:

Digamos que pesas 160 libras y tienes un 30% de grasa corporal. Esto quiere decir que en torno a 48 libras son grasa. Si restas este peso al total, obtendrás tu masa corporal magra. Para este ejemplo, serían 112 libras.

Para determinar cuántas proteínas debes comer, tienes que coger el peso magro y multiplicarlo por la cantidad anteriormente mencionada. En este ejemplo, necesitas comer 89.6 gramos de proteína cada día para mantener tu masa muscular. Si lo apuntamos todo, se vería así:

112 libras de músculo x 0.8 gramos de proteína = 89.6 gramos

El último macro es la grasa. Necesitamos comer grandes cantidades de grasa para ayudar a mantener las membranas celulares, proporcionar protección a los órganos, absorber vitaminas específicas y para el crecimiento, el desarrollo y la energía. Las grasas también te ayudan a sentirte lleno por más tiempo.

Las grasas de la dieta son reducidas a ácidos grasos y glicerol. Hay dos ácidos grasos que el cuerpo no puede sintetizar, así que es muy importante que los ingiramos. Estos ácidos grasos son el linoleico y el linolénico.

Las grasas son saciantes, por lo que son ideales para luchar contra los ataques de hambre. Ahora tienes que determinar qué cantidad de grasas necesitas consumir. Si tus hidratos deben estar al mínimo y ya has determinado la cantidad de proteínas que debes comer, el resto de tus necesidades nutricionales deben ser cubiertas con grasas.

Para mantener tu peso, debes comer suficientes calorías procedentes de grasas para compensar el gasto habitual. Si quieres quemar grasa, entonces necesitas comerlas en déficit.

Se te ha dado mucha información para ayudarte a establecer tus macros, pero hay una forma más fácil de hacerlo. Puedes encontrar muchas calculadoras online que te ayuden a calcular estas cifras sin que te dé un dolor de cabeza. Si decides usar una calculadora online, prueba el sitio web *Ketogains*. La suya funciona muy bien.

Ahora, si quieres calcularlo por tu cuenta, sigamos con el ejemplo anterior de las 160 libras. Digamos que esta persona es una mujer que mide en torno a 160 cm, de casi 30 años y tiene un trabajo de escritorio. Es mayoritariamente sedentaria.

Metamos sus datos en la calculadora:

La tasa metabólica basal sería de 1467 kcal.

El gasto diario de energía sería de 1614 kcal.

Necesita comer en torno a 20 gramos de hidratos, 90 de proteínas y 86 de grasas. Su ingesta está compuesta por un 72% de grasas, 23% de proteínas y 5% de hidratos.

Ahora ya sabes lo que son los macros y cómo determinar sus valores. Ya estás de camino a dar comienzo a la dieta Keto.

Alimentos de los que Necesitas Alejarte

- Azúcar – este es el principal no. Tienes que dejar de beber refrescos, bebidas isotónicas, zumos de frutas, etc. Además:

  - Helados.
  - Caramelos.
  - Cereales para el desayuno.
  - Dulces.
  - Donuts.
  - Tartas.
  - Chocolatinas.
  - Galletas.

- Almidones:

  - Lentejas.
  - Gachas.
  - Pan.
  - Muesli.
  - Pasta.
  - Chips de patata.
  - Arroz.
  - Patatas fritas.
  - Patatas.
  - Boniatos.
  - Judías.

- Fruta.

- Margarina – debes usar mantequilla real, nada artificial.

- Cerveza – no es más que pan líquido.

- Comidas bajas en carbohidratos envasadas – asegúrate de leer la etiqueta antes de comprar. No todos los productos Atkins son bajos en hidratos.

Hidratos Escondidos

Los hidratos pueden estar escondidos en cualquier parte. Mucha gente piensa que si cocinan sus propios alimentos y se mantienen alejados de la comida procesada, puedes mantener los hidratos escondidos a raya. Esto no es verdad. Puede que estés haciendo tacos en casa, incluyendo nachos y salsa, y tener exactamente los mismos hidratos que si los hubieras comprado en un restaurante de comida rápida.

A los hidratos les gusta esconderse en opciones saludables como alimentos sin azúcar.

- Alternativas al azúcar/alcohol.

Los alcoholes procedentes del azúcar o polialcoholes, están presentes en todo lo que esté etiquetado como sin azúcar. No tienen cero hidratos y pueden provocar picos de insulina o aumentar los niveles de azúcar en sangre.

- Melazas.
- Sirope de yacón.
- Agave.
- Miel.
- Glicerina vegetal.
- Sucralosa.
- Maltitol.
- Sorbitol.
- Xilitol.

Puedes usar eritritol, sucralosa pura líquida o estevia.

- Salsas y condimentos

Sabes que debes mantenerte lejos de las salsas dulces, pero hay otros aromatizantes que pueden aumentar rápidamente tu cuenta de hidratos diarios y pueden ser fuente de hidratos no deseados. No importa lo deliciosas y "sanas" que sean.

Esta es una lista de los hidratos que contienen especias, hierbas, salsas y condimentos:

- En una cuchara sopera:

- Pimentón picante – 3.3 gramos.
- Pimienta cayena – 3 gramos.
- Orégano – 3.3 gramos.
- Chile en polvo – 4.1 gramos.
- Cebolla en polvo – 5.4 gramos.
- Ajo en polvo – 6 gramos.
- Comino molido – 2.75 gramos.

- Especias de menos de un gramo por cuchara de postre:

- Cilantro.

39

- Pimienta negra.
- Clavo.
- Jengibre.
- Canela.
- Albahaca.
- Menta.
- Estragón.

- Mezcla de especias de alrededor de un gramo por cuchara de postre:

- Pastillas de caldo: un gramo por 1/2 pastilla.
- Especias para pasteles.
- Garam masala.
- 5 especias chinas.
- Curry en polvo.
- Para cualquier otra mezcla, solamente lee la etiqueta. Si los recipientes pequeños no contienen esa información, mira en los grandes.

- Frescos:

- Zumo de lima/limón: 1 gramo por cuchara sopera.
- Ralladura de lima/limón: 1 gramo por cuchara de postre.
- Ajo (1 diente grande o 1 cuchara de postre picada): 1 gramo.
- Raíz de jengibre: 1 gramo por cuchara sopera.

- Salsas picantes, salsa de soja, vinagre:

- Vinagre de vino, de manzana y blanco: 0 hidratos.
- Vinagre balsámico: 2 gramos por cuchara sopera.
- Aceite balsámico, simple: 3 gramos por 2 cucharas soperas.
- Aceite balsámico, procesado: 9 a 12 gramos por dos cucharas soperas.
- Salsa 'red hot' o tabasco: 0 hidratos.

- Salsa de soja: 0.5 gramos por cuchara de postre.
- Otras salsas (Jamaicana, Trinidad, Cajún...): leer la etiqueta cuidadosamente.

- Extractos o sabores concentrados:

  - Naranja: 0.5 gramos por cuchara de postre.
  - Vainilla: 0.5 gramos por cuchara de postre.
  - Almendra: 0.5 gramos por cuchara de postre.

- Mayonesa y mostaza:

  - Dijon o normal: menos de 0.5 gramos por cuchara de postre.
  - Mayonesa casera: 0.5 gramos por cuchara sopera.

- Barritas de proteínas y suplementos:

Todo lo que tenga sabores artificiales, sea masticable o esté recubierto, estará lleno de carbohidratos. Si te comes dos, ya habrás ingerido 7 gramos de hidratos. Las barritas de proteínas están llenas de hidratos.

Mantenerse Hidratado

Cuando estás siguiendo la dieta cetogénica, tu cuerpo cambia su fuente de energía de la glucosa a las grasas. Los niveles de insulina pueden volverse bajos y la quema de grasas aumentará drásticamente. Será más fácil para el cuerpo acceder a la grasa almacenada y quemarla. Esto es fenomenal cuando intentas perder peso, pero también hay otros beneficios.

Tienes que beber mucha agua para asegurarte de estar hidratado.

La deshidratación puede causar muchos problemas, como cansancio, calambres y dolores de cabeza. El agua es extremadamente importante en lo que a tener buena salud y mantener la vida se refiere.

¿Sabías que es recomendable beber en onzas la mitad de tu peso corporal en libras? Si, digamos, pesas 160 libras, quiere decir que debes beber 80 onzas de agua cada día.

Cuando sigues la dieta Keto, tu cuerpo retiene menos líquidos, se deshace de grandes cantidades de sodio y la sensibilidad a la insulina aumenta. Esto puede provocar deshidratación.

Cuando tu cuerpo se está deshaciendo de toda la glucosa almacenada también pierde agua. Es por esto que debes reponer toda el agua que pierdes.

- Efectos Secundarios de la Deshidratación

  Cuando estás hidratado, esto permite que tu cuerpo se deshaga de todas las toxinas que entran. La deshidratación puede aumentar el número de toxinas que, a su vez, pueden producir muchos problemas de salud.

  La deshidratación moderada puede dar lugar a piel seca, mareos, cansancio y dolores de cabeza. Cuando están haciendo un viaje largo en coche, los niños no parecen beber la suficiente cantidad de agua. Sí, esto puede significar que debes parar más a menudo para ir al baño, pero es preferible a que se sientan mareados o puedan desmayarse.

  La deshidratación severa puede causar problemas importantes como taquicardia, fiebre, presión sanguínea baja y confusión.

- Síntomas de la Deshidratación

  No siempre es fácil saber si estás deshidratado. Necesitas escuchar a tu cuerpo para evitar la deshidratación. Estas son algunas formas de darte cuenta:

1. El color de la orina: Cuando mires el color de tu orina, podrás ver si el cuerpo necesita más agua. Si tu orina es más oscura que el color de un diente de león, significa que

necesitas beber más agua. De forma ideal, la orina debe ser de un color amarillo muy claro y transparente.

2. Boca o labios secos: Si notas que tu boca está más seca de lo normal, significa que tu cuerpo necesita más agua.

- Cómo Prevenir la Deshidratación

Hay muchas formas de prevenir la deshidratación:

1. Come verduras ricas en agua como lechuga, hojas verdes y apio. Pueden ayudar a que estés más hidratado. Prueba a incluirlas en tus verduras diarias.

2. Mantente lejos de bebidas y comidas que fomenten la deshidratación: Los alimentos ricos en sodio harán que te sientas deshidratado. Como estarás consumiendo más alimentos ricos en sodio durante la dieta Keto, es extremadamente importante beber mucha agua.

3. Café: Es diurético y puede producir deshidratación si bebes demasiado. Añadirle nata y mantequilla ayuda a incrementar tu ingesta de grasas.

4. Ten cuidado con actividades que puedan producir deshidratación: hacer ejercicio, senderismo, caminar, correr y otras actividades te harán sudar. Esto elimina agua del cuerpo y hace que hidratarte sea muy importante.

5. Mantenerte hidratado durante el día: Necesitas crear el hábito de beber agua más a menudo. Se trata de cuidar de tu cuerpo y tu salud. Si lo necesitas, haz un esquema con ocho vasos de agua para irlos tachando a medida que los bebes. Bebe agua incluso si no tienes sed.

Estos son algunos consejos para aumentar la hidratación bebiendo agua:

- En casa:

  - Cuando te levantes cada día.
  - Antes de comer.

43

- Después de comer.
- Después de terminar una tarea.

- En marcha:

  - Cada hora durante los viajes largos.
  - Conduciendo a casa desde el trabajo o después de llevar a los niños al colegio.
  - Conduciendo al trabajo o haciendo recados.

- En el trabajo:

  - Antes y después de reuniones.
  - Durante los descansos.

- Volando:

  - Antes de comer.
  - Después de comer.
  - Cada hora, más o menos.

Aquí tienes algunas formas de motivarte para mantenerte hidratado:

- Añade zumo de limón al agua.
- Bebe té verde.
- Lleva agua contigo en todo momento.
- Bebe agua del tiempo si no te gusta fría.

Cuando bebes suficiente agua ayudas a:

- Controlar tu peso.
- Evitar que tu cuerpo se caliente demasiado.
- Ayudar en la digestión.
- Previene el estreñimiento.
- Deshacerte de deshechos a través de la orina y el sudor.
- Lubricar articulaciones.
- Mantenerte alerta.
- Mejorar la concentración.

- Mantener tu mente ágil.
- Reducir los dolores de cabeza.

Capítulo 3: Aplicaciones para Controlar tu Ingesta

Si le preguntaras a un grupo de personas que han estado siguiendo la dieta Keto cómo hacen el seguimiento de sus macros, probablemente obtengas respuestas distintas. Vamos a ver dos de las aplicaciones más populares que hay. Hablaremos tanto de como usar cada una para controlar los macros como de los pros y contras que tienen. Es importante darse cuenta de que no necesitas una aplicación para la vivir Keto, solamente ayuda y te hace la vida mucho más fácil.

MyFitnessPal

Esta es la aplicación más popular. Es gratis si no quieres ninguna de las funciones extra. Esta aplicación pone énfasis en la parte social y compartir tu progreso con amigos. También tiene una inmensa base de datos de alimentos. Básicamente, cualquier alimento que comas puedes encontrarlo en esta aplicación. Cualquiera que la use puede añadir alimentos, así que esto puede hacer un poco complicado saber qué elegir en la base de datos.

Esta aplicación no cuenta los hidratos netos. Esto lo complica un poco para los que siguen la dieta Keto, ya que tienes que calcularlos por tu cuenta.

Estos son algunos pros y contras:

Pros:

- Controlar comidas envasadas por el código de barras.
- Gran base de datos.
- Compartir socialmente.
- Opción de añadir recetas de sitios web.
- Tabla de pérdida/aumento de peso.

Contras:

- No cuenta hidratos netos.
- Base de datos imprecisa.
- Anuncios en la aplicación.
- Solamente usa porcentajes, no gramos.

Cronometer

Esta aplicación cuesta 2.99 dólares. La principal diferencia entre las dos es la parte social y la base de datos de alimentos. Esta base de datos es más precisa, ya que solamente incluye entradas validadas con detalles como aminoácidos y micronutrientes. Esta aplicación no incluye red social, a menos que compres la suscripción oro. A diferencia de MyFitnessPal, sí cuenta los hidratos netos.

Estos son algunos pros y contras:

Pros:

- Puedes controlar los objetivos de macro y micronutrientes en porcentajes y gramos.
- Sin anuncios.
- Función de dieta Keto con seguimiento de hidratos netos.
- Base de datos más precisa.

Contras:

- Cuesta 2.99 dólares.
- No incluye tablas de pérdida/aumento de peso.
- Base de datos limitada.

Ejercitando durante la Dieta Keto

Todos sabemos que nuestra salud mejora cuando hacemos ejercicio. Si sigues la dieta Keto, sabemos que pierdes peso. ¿Qué pasa si combinamos ambas cosas?

Sería razonable asumir que combinar las dos cosas llevará a tu salud y tu pérdida de peso a otro nivel. La verdad es un poco más complicada. Como estás restringiendo tus hidratos, puedes sufrir muchos cambios y algunos de ellos pueden afectar a tu rendimiento a la hora de hacer ejercicio.

Cuando restringes la ingesta de hidratos, limitas el azúcar que llega a las células musculares. Esta es la fuente de combustible más rápida. Cuando tus músculos no pueden acceder al azúcar, su funcionamiento se resiente. Cualquier ejercicio que dure más de 10 segundos se considera de alta intensidad. La razón es que después de diez segundos de máximo esfuerzo, los músculos empiezan a quemar glucosa para obtener energía mediante una ruta metabólica llamado glucólisis.

Las grasas y las cetonas no son un buen sustituto de la glucosa cuando estás entrenando. Cuando lleves tan solo dos minutos entrenando tu cuerpo cambiará a una ruta metabólica que usa grasas y cetonas.

Cuando restringes tu ingesta de hidratos, básicamente estás privando a tus células musculares del azúcar que necesitan para los ejercicios de alta intensidad de 10 segundos a 2 minutos. Esto quiere decir que si estás siguiendo la dieta Keto, tu rendimiento se verá limitado en actividades como:

- Nadar o correr rápido por más de diez segundos.
- Levantar peso por más de cinco repeticiones en cada set, usando un peso lo suficientemente grande.
- Entrenar en circuitos de alta intensidad o por intervalos.
- Practicar un deporte que proporcione pocos descansos como el rugby, el lacrosse y el fútbol.

Esta no es una lista exhaustiva, pero te da una idea de los tipos de ejercicio para los que tu cuerpo necesita la glucólisis. Recuerda que los tiempos de cada ruta metabólica dependen de cada individuo. Hay personas que pueden mantener el rendimiento durante 30 segundos sin necesitar carbohidratos.

También es importante que comas la cantidad adecuada de grasas y proteínas cuando entrenas y sigues la dieta Keto.

Muchos profesionales de la salud, cuando diseñan una dieta, ponen primero la ingesta de proteínas. Las proteínas siempre tienen prioridad porque llevan a cabo funciones que los hidratos y las grasas no pueden. También ayudan a mantenerte saciado, tienen efecto térmico y estimulan la síntesis de músculo mejor que otros macronutrientes. Si no comes suficientes proteínas, perderás masa muscular y puede que comas más calorías de las que deberías.

Si quieres mantener tu rutina de ejercicios o crear una, debes asegurarte de comer la cantidad adecuada de macros. Aquí tienes algunas pautas:

- El exceso de calorías debe provenir de grasas y no de proteínas o hidratos.
- Asegúrate de que tu ingesta de calorías se mantiene en un déficit de entre 250 y 500 calorías. Esto no es una prioridad. Mucha gente no se preocupa por las calorías mientras sigue la dieta Keto.
- Mantén tu ingesta de proteínas en torno a un gramo de proteínas por libra de peso corporal.

La mayoría de nosotros no somos atletas y añadir una rutina de ejercicios va a ser difícil. El cardio no requiere que entrenes a altas intensidades que impliquen quemar azúcar y glucógeno para obtener resultados. Solamente necesitas aumentar tu ritmo cardíaco y mantenerlo así.

El cardio tiene una intensidad baja a moderada y la dieta Keto no va a perjudicar tu rendimiento. Puede que te des cuenta de que eres capaz de entrenar más tiempo sin cansarte cuando estás en cetosis.

Estos son algunos ejemplos de buenos entrenamientos de cardio:

- Correr.
- Clases de aerobic.
- Deportes recreativos.
- Natación.
- Circuitos de entrenamiento.

- Ciclismo.
- Entrenamiento por intervalos.

Debes recordar que tu fuerza y potencia pueden disminuir durante estos entrenamientos por la restricción de hidratos. Si solo quieres un entrenamiento cardiovascular, es importante que te lleves al máximo de tus fuerzas y potencia.

Capítulo 4: Empezando

Es importante que entiendas qué alimentos puedes y no puedes comer en la dieta Keto. Veamos todos los alimentos que puedes comer.

- Carne – Puedes disfrutar de todas las carnes no procesadas porque son bajas en hidratos. Si te lo puedes permitir, intenta comprar carnes orgánicas de animales alimentados con pasto. Aunque asegúrate de no volverte loco con la carne. Se supone que debes comer más grasas.

- Pescado y marisco – Todo el pescado, como la carne, es una buena opción. El salmón es lo mejor de los dos mundos porque es la fuente perfecta de omega-3.

- Huevos – Son el alimento más versátil que puedes comer en la dieta Keto porque puedes prepararlos de muchas formas.

- Salsas ricas en grasas – Son una gran forma de ingerir grasas, especialmente si usas aceite de coco y mantequilla.

- Verduras que crecen por encima de la tierra – Debes asegurarte de elegir este tipo de verduras. Las mejores opciones son:

  - Espinacas.
  - Calabacín.
  - Espárragos.
  - Aguacate.
  - Brécol.
  - Kale.
  - Judías verdes.
  - Coliflor.
  - Coles de Bruselas.

- Lácteos ricos en grasas – La mejor opción es la mantequilla. Debes elegir mantequilla de verdad, no margarina. El queso es otra buena opción. Puedes comer yogures ricos en grasas con moderación, sin embargo la leche normal tiene demasiada azúcar.

- Frutos secos – Mejor comerlos con moderación. Los hidratos pueden colarse rápidamente.

- Bayas – Deben comerse con moderación.

- Agua – Esta es una de las cosas más importantes que tienes que consumir.

- Café – Tienes que tomarlo solo o bien añadiéndole un poco de aceite de coco y mantequilla.

- Té – Asegúrate de no añadir azúcar.

- Caldo de carne – Añade electrolitos y nutrientes.

Vamos de Compras

Ahora que sabes lo que puedes comer, vas a querer ir a comprar. Aquí tienes una lista de la compra para ayudarte, incluso está ordenada por secciones.

- Miscelánea

    - Chicharrones.
    - Aceitunas.
    - Carne deshidratada.
    - Aliños grasos sin azúcar.
    - Salsa.
    - Salsa picante.
    - Vinagre de manzana.
    - Mostaza.
    - Pepinillos – sin azúcar.
    - Harina de frutos secos.
    - Mantequilla de frutos secos.

- Frutos secos.
- Semillas.
- Aceites.

- Lácteos

  - Nata.
  - Quesos.
  - Queso crema.
  - Huevos.
  - Mantequilla.
  - Yogur rico en grasa.

- Frutas

  - Aguacates.
  - Fresas.
  - Frambuesas.
  - Moras.

- Verduras

  - Calabacín.
  - Calabaza.
  - Ajo.
  - Cebolla.
  - Lechuga.
  - Brécol.
  - Coliflor.
  - Col.
  - Pimiento.
  - Pepino.

- Pescado

  - Salmón.
  - Atún.
  - Gambas.

- Carne

  - Carne de ternera picada.
  - Filete de ternera.
  - Pollo.
  - Salchichas.
  - Beicon.
  - Carne de cerdo picada.
  - Chuletas de cerdo.
  - Jamón.
  - Perritos calientes.
  - Fiambres.
  - Pepperoni.

Leer las Etiquetas de la Comida

Te encontrarás preguntándote a ti mismo "¿esto es Keto?" un montón. Veamos rápidamente como leer de forma correcta la etiqueta de un alimento, así no te verás atrapado en azúcares escondidos.

Primero, déjame reiterar que debes contar hidratos netos: hidratos totales menos fibra alimentaria. De acuerdo, empecemos:

1. Lee la lista de ingredientes.

   Los fabricantes de comida tienen que hacer un listado de ingredientes por orden de peso. El más pesado va primero y el más ligero va último. Si el almidón o el azúcar se encuentran entre los cinco primeros, mantente alejado. Lo malo es que los azúcares vienen en un gran número de nombres distintos. Asegúrate de familiarizarte con todos los alias del azúcar.

   El beicon es truculento porque es difícil encontrar uno sin azúcar entre los cinco primeros puestos. Hay tres opciones sin azúcar. Busca marcas que lleven escrito "sin azúcares añadidos" en el paquete. Aun así lee los ingredientes para asegurarte de que no mienten. Dirígete al carnicero y dile que te corte la panceta en tiras de beicon. Si tienes que elegir uno con azúcares añadidos, asegúrate de que los hidratos totales sean cero.

2. ¿Qué es el tamaño de una ración?

El tamaño de una ración es importante para mantener tu ingesta de hidratos netos en el nivel adecuado. Tomemos los anacardos como ejemplo. Una ración de anacardos se supone que debe ser una onza, lo que supone alrededor de 18 anacardos según Google. Si te comieras esos 18 anacardos, estarías comiendo ocho gramos de hidratos.

Si te comieras toda la bolsa de anacardos, estarías comiendo 256 gramos de hidratos. Eso es muchísimo más de 20 gramos.

Hidratos totales y netos no pintan la imagen completa porque no te dejan saber realmente los hidratos que hay en el paquete. Es por eso que tienes que mirar el tamaño de las raciones y ver cuantas raciones hay por paquete. Esto te permite saber cuánto puedes comer sin pasarte.

Capítulo 5: Beneficios del Estilo de Vida Keto

Cualquiera que se esté preparando para empezar una nueva dieta o hacer un cambio de estilo de vida, va a querer saber todos los beneficios que vienen con ello. A través de esto, vas a aprender sobre muchas cosas distintas y positivas que puede traer la dieta Keto. Vamos a ver, ahora mismo, todo el entusiasmo que hay en torno a la dieta cetogénica.

- Mejora la diabetes, la obesidad y el síndrome metabólico.

  Este es el principal motivo por el que mucha gente sigue la dieta cetogénica. En todas las razones que veremos, incluida de esta, la dieta cetogénica es perfecta para las personas con diabetes tipo I y II. También es perfecta para las personas con obesidad porque les ayuda a perder grasa, dejando el músculo intacto. La dieta Keto es capaz de frenar muchos desórdenes que tienen lugar por culpa de la obesidad. Esto incluye los síntomas y factores de riesgo conocidos como síndrome metabólico.

- Mejora la resistencia del músculo y la ganancia muscular.

  Se ha descubierto que el BHB ayuda a impulsar la producción de músculo. Cuando lo combinas con muchísima evidencia anecdótica a lo largo de los años, ha surgido un movimiento culturista en torno a la dieta Keto y a como ayuda a conseguir músculo. Los atletas de alto rendimiento han empezado a usar la dieta Keto. Después de que un atleta se adapta a las grasas, las pruebas sugieren que su resistencia física y mental mejora.

- Puede mejorar la salud visual.

  El mayor problema que los diabéticos pueden terminar enfrentando es la degeneración macular. Es sabido por todos que los niveles altos de azúcar en sangre pueden terminar dañando la vista y conllevan riesgo de cataratas.

No debería ser una sorpresa que cuando disminuyes esos niveles, también mejoras la salud visual y de los ojos.

- Puede estabilizar niveles de ácido úrico.

El mayor culpable de la gota y las piedras en el riñón son los niveles altos de ácido úrico, calcio, oxalato y fósforo. La principal causa es, típicamente, una combinación de consumir cosas que tienen mucho alcohol y purinas, mala genética, deshidratación, obesidad y consumo de azúcar. La principal consideración es que la dieta cetogénica puede elevar temporalmente tus niveles de ácido úrico, especialmente si te permites deshidratarte. Con el tiempo, una vez que te adaptes a la dieta y te asegures de ingerir suficiente agua, tus niveles bajarán.

- Ayuda a combatir enfermedades del corazón.

Una dieta cetogénica es capaz de bajar la presión sanguínea, los niveles de triglicéridos y mejorar el colesterol. Esto se debe a los efectos de mantener baja y estable la glucosa en sangre. Aunque no suene intuitivo que consumir más grasas reduce los triglicéridos, se ha descubierto también que demasiados hidratos son el motivo de los niveles elevados de triglicéridos. Cuando miras los niveles de HDL y LDL, una dieta Keto puede ayudar a aumentar el colesterol bueno y disminuir el malo.

- Mejora el sueño y la energía.

Una vez que la gente alcanza el cuarto o quinto día, muchos reportan un incremento de sus niveles de energía y menos antojos de hidratos. La principal razón es, de nuevo, niveles estables de insulina y una fuente de energía inmediatamente disponible para el cerebro y los tejidos corporales. Todavía es un misterio por qué ayuda a mejorar el sueño. Algunos estudios han encontrado que la dieta Keto ayuda a dormir, ya que disminuye la fase REM y aumenta los patrones de sueño profundo. El motivo exacto detrás de esto no está claro, probablemente tenga que ver con cambios bioquímicos complejos que usan cetonas en el cerebro combinado con el cuerpo quemando grasas.

Cinco Consejos para Mujeres

Aunque la dieta Keto permanece igual en su mayor parte sin importar si eres hombre o mujer, hay algunos consejos específicos para cada género que pueden ayudarte. Eso es lo que el resto del capítulo va a proporcionarte.

1. La primera semana, más o menos, come grasas extra.

   Esto hará tres cosas. Primero, regulará tu maquinaria de quema de grasas. Ayuda a que las mitocondrias se acostumbren a la nueva fuente de energía.

   Segundo, te asegurará que no estés en déficit de calorías. Hará saber a tu cuerpo que tienes suficiente comida para que no entre en modo inanición.

   Tercero, te estimulará psicológicamente. Te ayuda a darte cuenta de que puedes comer más grasas de las que pensabas y aun así perder peso.

   No deberías seguir comiendo las grasas extra hasta que no quieras subir de peso. A medida que tu cuerpo se acostumbra a quemar cetonas, puedes disminuir tu ingesta de grasas.

2. No trabajes para restringir tu ingesta calórica.

   ¿Sabes que uno de los beneficios de la dieta Keto es restringir tus calorías de forma inadvertida? No deberías tratar de doblar esa restricción de calorías. No me creas. Permítete hacer el seguimiento solamente de los macros durante las tres primeras semanas de la dieta Keto. Asegúrate de restringir los hidratos, pero no hagas seguimiento de nada más. No te provoques metiendo una barra de mantequilla en el café. Permítete comer hasta que estés llena y después para. Te sorprenderá que puedes perder peso incluso si no cuentas hasta lo más mínimo.

3. Keto y ayuno, recuerda que puedes comer más hidratos.

Incluso algunos hombres sufren metabólicamente cuando combinan hidratos extremadamente bajos con ayuno intenso. Tus calorías pueden reducirse demasiado por mucho tiempo. Quieres quemar grasas, pero si tu cuerpo tiene demasiado miedo de que no vayas a comer nada, puede aferrarse a la grasa. Evitando esto, puedes incrementar tus hidratos un 5-10%.

4. Mantente alejado de las bombas de grasa con alimentos poco nutritivos.

Las bombas de grasa se supone que son tus aliadas en tiempos difíciles. Asegúrate de que cuando haces bombas, lo hagas con alimentos altamente nutritivos. Mejor aún, coge una ensalada, aceitunas, mantequilla de frutos secos, un huevo o cosas así.

5. No seas demasiado estricta.

Asegurarte de seguir la dieta Keto de forma estricta durante el primer mes es genial para acostumbrarte a las grasas, pero después de eso, no tienes que ser tan estricta. Ya has creado tu maquinaria de quema de grasas. No te va a matar disfrutar de una galleta sin gluten que te regale tu hijo. Tu cuerpo se va a recuperar.

Cinco Consejos para Hombres

1. Prueba el ayuno intermitente.

Es una gran forma de mantenerte en cetosis. Lo mejor sería ingerir pocos hidratos y comer a horas regulares durante un par de días antes de empezar a ayunar. Esto evitará episodios de hipoglucemia. La forma más fácil de ayunar es saltarse el desayuno.

2. Come suficientes sales buenas.

   Durante mucho tiempo se nos ha dicho que reduzcamos la ingesta de sodio. Pero con la dieta Keto, tus riñones liberan más sodio, lo que puede provocar un ratio sodio/potasio bajo. Cuando sigues la dieta Keto, tienes que asegurarte de comer entre 3 y 5 gramos extra de sodio. Una cuchara de postre de sal marina te da alrededor de dos gramos de sodio.

   Beber caldo durante el día puede ayudar. Añadir un poco de sal marina a las comidas también es buena idea. Verduras marinas como el alga nori y el kelp también tienen altos contenidos de sal.

3. Asegúrate de entrenar regularmente.

   Hacer ejercicio de forma regular te ayuda a activar la molécula de transporte de glucosa. Esto te ayuda a adaptarte y mantener la cetosis porque te permite manejar un poco más de hidratos en la dieta. Los ejercicios de entrenamiento con pesas son buena idea y mejorar la actividad. Además, cuanto más músculo tengas, más grasa quemarás.

4. Mejora tu motilidad intestinal.

   El estreñimiento es algo que la mayoría de la gente enfrentará en la dieta Keto. Estar estreñido te sacará de cetosis. Comer más alimentos fermentados, beber mucha agua, añadir más sal a la dieta y consumir más verduras ayudan.

5. No consumas demasiadas proteínas.

   Si comes demasiadas proteínas, una cantidad significativa, tu cuerpo puede convertirlas en glucosa. Esto te sacará de cetosis. Asegúrate de que tu ingesta de grasas es superior a la de proteínas y todo debería ir bien.

Menú Keto con Poco Presupuesto

Mucha gente piensa que la dieta Keto es cara, pero no es verdad. Como estarás comiendo más grasas, te sentirás más lleno durante más tiempo que comiendo hidratos, lo que significa que no comerás tanto. No comer muchos aperitivos durante el día también ayuda a ahorrar dinero.

Como no tienes que cambiar mucho la ingesta de proteínas, no deberías tener que comprar un montón de carnes caras. Estos son algunos consejos para ahorrar dinero en una dieta Keto con poco presupuesto:

- Mantenlo simple. No tienes que inventar comidas con muchas partes. Cuantos menos ingredientes cocines, menos dinero vas a gastar. Una tortilla sencilla con agua probablemente te costará 3.50 dólares. Un Big Mac cuesta 5 dólares.

- Usa frutas y verduras de temporada. El resto del año puedes comprar congelados.

- Comprar un pollo completo y cortarlo tú mismo es, generalmente, más barato. Puedes conservar los huesos para hacer caldo.

- Presta atención a las ofertas que tenga tu supermercado y almacena alimentos Keto que estén rebajados, sobre todo si es algo que uses mucho.

También es buena idea planificar las comidas antes de hacer la lista de la compra. Esto te ayudará a organizarte. Planificar la compra es la mejor forma de no gastar demasiado. Cuando compres, estos consejos pueden ayudarte a ahorrar dinero:

- Compra quesos normales. No necesitas quesos especiales. Compra al mayor y córtalo en casa.

- Evita la ensalada de col empaquetada. Puedes hacerla tú por mucho menos.

- Elige carnes sencillas y evita las especiales.

- No tienes que comprar kale, que es caro. Elige verduras más baratas. Son igual de nutritivas.

- Reduce los frutos secos en exceso porque suman.

- Usa salvado de almendras en lugar de harina de almendras. También puedes triturarlas tú mismo.

- Mantén los aguacates bajo mínimos cuando no estén de temporada.

- Compra pescado congelado o enlatado, especialmente si te gustan el salmón o el atún.

Compra los alimentos de mejor calidad que te puedas permitir. Que todo el mundo crea que debes comer alimentos orgánicos no quiere decir que tengas que hacerlo. Si no te lo puedes permitir, entonces no lo compres. Lo principal que debes recordar es hacer tus comidas en casa y serán más sanas, sean orgánicas o no.

Además, elige los cortes de carne más baratos y revisa los que han sido rebajados. Cocinar en casa también es más barato que comprarlo preparado en restaurantes. En general, no supone una gran diferencia elegir recetas Keto sencillas en vez de algunas más lujosas que requieren ingredientes especiales.

Menú Rápido

Tener una buena idea de las comidas que puedes tomar puede ayudarte a desempeñarte mejor en la dieta Keto. Tener opciones que se ajusten a tu presupuesto es aún mejor. Aquí encontrarás nueve opciones de comida diferentes separadas en mañana, almuerzo y cena. Tres de ellas son muy buenas para el presupuesto.

Mañana:

Beicon y Huevos (Keto asequible):

- 2 huevos.
- 2 lonchas de beicon.
- Tomates cherry.

Fríe el beicon, prepara los huevos revueltos y sirve junto con unos cuantos tomates cherry.

Tortilla de Pizza:

- 2 lonchas de beicon.
- Albahaca, sal y pimienta.
- Media onza de pepperoni en lonchas.
- Media taza de mozzarella deshilachada.
- 1 cuchara sopera de nata.
- 3 huevos.

Fríe el beicon. Bate los huevos, la nata, la pimienta, la albahaca y la sal y viértelo en una sartén caliente. Déjalo cocinar hasta que esté casi hecho y añade el pepperoni. Espolvorea con el queso y dobla la tortilla por la mitad. Déjalo cocinar un momento y sirve con el beicon.

Salchicha, Huevo, Queso y Café

- 2 onzas de salchichas de desayuno.
- 1 cuchara sopera de aceite de oliva.
- Queso en lonchas.
- Huevo.
- Café bulletproof:

    - 1 cuchara sopera de mantequilla.
    - 1 cuchara sopera de aceite de coco.
    - 1 taza de café caliente.

Cocina el huevo solamente por un lado, sin darle la vuelta, y la salchicha en una sartén untada en aceite. Coloca la salchicha en un plato y cubre con el huevo y una loncha de queso. Añade los ingredientes para el café en una batidora y mezcla hasta que esté espumoso.

Almuerzo:

Plato de Atún Keto (Keto asequible):

- Sal y pimienta.
- Limón.
- 1/4 de taza de mayonesa.
- Medio aguacate.
- 5 onzas de atún en aceite.
- 1 onza de espinacas.
- 2 huevos.

Hierve los huevos y déjalos enfriar en agua con hielo para pelarlos. Coloca el aguacate, el atún, las espinacas y los huevos en un plato. Termina con una cucharada grande de mayonesa y un chorrito de limón.

Ensalada Cobb:

- 1 cuchara sopera de aceite de oliva.
- Media cuchara de postre de vinagre blanco.
- 1/4 de aguacate.
- 2 lonchas de beicon.
- 4 onzas de pollo.
- Huevo hervido.
- 1 taza de espinacas.

Cocina el beicon y después córtalo junto con el huevo hervido. Rompe algunas hojas de espinacas y sirve con el resto de ingredientes. Aliña con alguna vinagreta o queso azul bajos en hidratos.

Hamburguesa de Mantequilla sin Pan:

- 1 cuchara de postre de mayonesa.
- 1 hoja de lechuga grande.
- 1 cuchara sopera de aceite de oliva.
- Queso en lonchas.
- 1 cuchara sopera de mantequilla.

- Pimentón picante, sal y pimienta.
- 4 onzas de carne picada.

Añade los condimentos a la carne y mezcla bien. Divídelo en dos hamburguesas. Pon la mantequilla encima de una de las hamburguesas y tápala con la otra. Presiónalas para sellar la mantequilla dentro. Cocina hasta que esté hecha la hamburguesa. Colócalo en la hoja de lechuga y añade queso y un poco de mayonesa.

Cena:

Col Frita con Beicon Crujiente (Keto asequible):

- Sal y pimienta.
- 2 onzas de mantequilla.
- 1 libra de col verde.
- 10 onzas de beicon.

Corta el beicon y la col. Fríe el beicon hasta que esté crujiente. Añade la mantequilla y la col a la sartén y cocina hasta que esté dorada. Sazona con sal y pimienta.

Pollo y Champiñones:

- Puñado de espinacas.
- Sal y pimienta.
- 1 cuchara de postre de zumo de limón.
- 1/4 de taza de nata.
- 1/4 de taza de agua.
- 2 cucharas soperas de mantequilla.
- 8 onzas de champiñones.
- 6 onzas de pollo.

Añade el pollo e una sartén y cocina hasta que esté casi hecho. Déjalo reposar mientras haces la salsa. Pon la mantequilla y los champiñones en la sartén y cocina hasta que esté crujiente. Añade la nata, el zumo de limón, el agua y cocina hasta que espese. Sazona con sal y pimienta. Integra el pollo y cocina hasta que esté listo. Sirve con las espinacas.

Pizza en 10 Minutos:

- Albahaca.
- 2 cucharas soperas de parmesano.
- 1 onza de pepperoni en lonchas.
- Media taza de salsa marinara.
- 1 taza de mozzarela deshilachada.

Coloca la mitad de la mozzarela en una sartén. Déjala cocinarse y fundirse hasta que se dore. Añade la salsa y extiéndela. Pon encima el pepperoni y el queso restante. Espolvorea con parmesano y disfruta.

Alcohol y Keto

El alcohol suele tener mala reputación y es una de las sustancias de las que más se abusa. También pueden ser un gran problema para las personas a dieta, pero con autocontrol y moderación, se puede disfrutar.

Si te gusta disfrutar de unas cuantas cervezas, copas de vino o algunos chupitos los fines de semana para relajarte o pasarlo bien, está bien. Pero si añades una dieta baja en hidratos, puede hacerse más difícil. La mayoría de los seguidores de la dieta Keto verán que su tolerancia disminuye significativamente después de empezar la dieta. Y una vez que descubras que tu bebida favorita tiene 30 gramos de azúcar, te darán ganas de dejar el alcohol de una vez. No tienes que tirar la toalla de inmediato.

El alcohol puede afectar a una dieta de muchas formas. La primera es la forma en que es metabolizado. Con una dieta rica en hidratos, tu cuerpo está ocupado descomponiendo azúcares, por lo que el alcohol es metabolizado más lentamente. En una dieta baja en hidratos, los almacenes de glucógeno son bajos y el alcohol se metaboliza de inmediato. Esto es lo que te hace sentir borracho.

Otro problema con el alcohol es que nos desinhibe, lo que podría provocar que comamos aperitivos sin pensar y hagamos trampas. Puede que no te des cuenta de lo que has hecho hasta que te levantes al día siguiente con media pizza a tu lado.

También hay un problema en el hecho de que puedas acabar consumiendo alcohol con el estómago vacío, lo que acelera todos los procesos. Es importante que reduzcas el consumo de alcohol porque son calorías vacías.

Dicho esto, sigues siendo capaz de disfrutar del alcohol con moderación en la dieta Keto. Los licores claros con una graduación del 40% son seguros, todo lo que sepa mínimamente dulce no lo es. Los alcoholes aceptables son:

- Coñac.
- Brandy.
- Whisky escocés.
- Ron.
- Whisky.
- Ginebra.
- Tequila.
- Vodka.

También puedes disfrutar del vino y la cerveza. Sin embargo, debes saber cuáles son más bajos en hidratos. Intenta ceñirte a vinos secos o semisecos porque tienen menos cantidad de azúcar. El contenido de hidratos y calorías varía en función de la marca.

- Vino tinto:

  - Merlot – 3.7 hidratos, 120 calorías.
  - Pinot noir – 3.4 hidratos, 121 calorías.
  - Cabernet Sauvignon – 3.8 hidratos, 120 calorías.

- Vino blanco:

  - Champagne – 1.5 hidratos, 96 calorías.
  - Riesling – 5.5 hidratos, 118 calorías.

- Chardonnay – 3.7 hidratos, 118 calorías.
- Sauvignon blanc – 2.7 hidratos, 122 calorías.
- Pinot Grigio – 3.2 hidratos, 122 calorías.

Hay muchas opciones de cervezas bajas en hidratos si las buscas. Algunos buenos ejemplos son:

- Bud light – 6.6 hidratos, 110 calorías.
- Amstel light – 5 hidratos, 95 calorías.
- Coors light – 5 hidratos, 102 calorías.
- Michelob ultra-amber – 3.7 hidratos, 114 calorías.
- Natural light – 3.2 hidratos, 95 calorías.
- Miller Lite – 3.2 hidratos, 96 calorías.
- Bud select – 3.1 hidratos, 99 calorías.
- Michelob ultra – 2.6 hidratos, 95 calorías.
- Rolling rock green light – 2.4 hidratos, 92 calorías.
- MGD – 2.4 hidratos, 64 calorías.
- Bud select 55 – 1.9 hidratos, 55 calorías.

Aunque debes tener cuidado. El azúcar se esconde en todas partes. La ginebra con tónica tiene 30 gramos de hidratos. La tónica tiene un alto contenido en azúcar. Si tu cóctel viene con algún sirope o zumo de lima artificial, probablemente llegue a los 50 gramos de azúcar. Mantente lejos de bebidas populares y mezclas.

Dulces en la Dieta Keto

Mucha gente tiene debilidad por los dulces y una dieta Keto hace un poco más difícil poder disfrutarlos. Pero no te preocupes que eso no significa que no haya esperanza. Hay muchas opciones de dulces que puedes hacer tú mismo. Hay incluso varias opciones que puedes comprar, pero tienes que tener cuidado con los azúcares escondidos.

La forma más fácil de satisfacer de tus antojos de cosas dulces es hacerlos en casa. De esa forma puedes controlar lo que llevan. Aunque puedes encontrar recetas de tartas y masas de pasteles que son Keto, frecuentemente tienen instrucciones confusas e ingredientes caros como polvo de psilio rubio.

Voy a compartir contigo algunos dulces deliciosos que requieren solamente un par de ingredientes y no necesitan horneado. Algo tan simple como fundir juntas partes iguales de mantequilla de frutos secos y aceite de coco y verterlo en una bandeja con papel de hornear puede convertirse en un delicioso caramelo blando.

Otro aperitivo divertido es una barrita de coco de tres ingredientes. Funde una taza de aceite de coco y mézclalo con tres tazas de copos de coco sin azúcar. Puedes añadir algún edulcorante sin azúcar si quieres. Extiéndelo sobre papel de hornear y déjalo asentarse.

Si te gustan las barritas crujientes, mezcla juntos una taza y media de pepitas de chocolate sin azúcar, una taza de mantequilla de cacahuete, media taza de sirope de fruta del monje y un cuarto de taza de aceite de coco. Una vez mezclado, añade taza y media de copos de coco sin azúcar y taza y media de frutos secos o semillas. Vierte en papel de hornear y déjalo asentarse.

Otra receta rápida que puedes hacer es mezclar juntas dos tazas de crema de cacao y avellanas sin azúcar y media taza de sirope de fruta del monje. Añade tres cuartos de taza de harina de coco. Si tiene demasiados grumos puedes añadir agua hasta que tenga una buena consistencia. Dale forma de bolitas del tamaño de un bocado y refrigéralas durante 30 minutos.

Los dulces Keto son bastante sencillos. Puedes volverte loco y hacer tartas de lujo. O puedes, simplemente, mezclar un par de cosas con aceite de coco.

Aperitivos Compatibles con la Dieta Keto

Es probable que no sientas tanta hambre durante el día como para necesitar aperitivos, pero no está de más tener algunos a mano. Es buena idea tener aperitivos a mano cuando estés haciendo un viaje para evitar tener que buscar opciones Keto en sitios de carretera.

Estos son diez aperitivos para tener a mano:

1. Nueces de macadamia – tienen la mayor concentración de grasas y la menor de hidratos de todos los frutos secos.

2. Nueces de pecán – son una gran fuente de magnesio y proteínas.

3. Carne deshidratada – es un aperitivo bajo en hidratos, rico en grasas y cómodo. Si no lo haces tú mismo, asegúrate de comprobar que no tiene azúcares añadidos.

4. Medio aguacate – espolvorea con un poco de sal y aceite de oliva y tienes un gran aperitivo.

5. Smoothie con copos de coco – un batido rápido de proteínas en polvo, leche de almendras, verduras y mantequilla de almendras, con un poco de copos de coco por encima. Sabe bien y es bueno.

6. Rollitos de carne y queso – ¿con prisa? Enrolla algo de fiambre y queso para tener un aperitivo rápido.

7. Charcutería – la carne es una excelente opción como aperitivo Keto.

8. Aceitunas – coge un tarro de aceitunas como aperitivo rico en grasas.

9. Queso en tiras – todos los tipos de queso son juego limpio como aperitivo fácil y rápido durante la dieta Keto.

10. Huevos hervidos – es fácil cocinar unos cuantos huevos para tenerlos a mano si necesitas algo que masticar.

Especias, Aliños y Salsas

Las especias, los aliños y las salsas son quienes pueden colar hidratos en tu dieta. Las especias, en particular, pueden acabar con el proceso de quema de grasas. Veamos algunas de las mejores especias para quemar grasas y bajas en hidratos que debes tener en tu despensa.

- Pimienta de cayena – la capsaicina de la cayena puede impulsar tu metabolismo por un corto plazo de tiempo.

- Canela – la canela puede combatir los antojos de hidratos, fomenta una circulación más saludable y reduce los niveles de LDL y azúcar.

- Semillas de mostaza – la mostaza picante funciona como la pimienta de cayena impulsando el metabolismo.

- Cúrcuma – minimiza la grasa y baja el colesterol.

- Ajo – esta especia mágica puede controlar el apetito, combate el colesterol alto, disminuye los niveles de insulina y reduce los niveles de azúcar en sangre.

- Jengibre – como el ajo, el jengibre puede mejorar el metabolismo y los niveles de colesterol.

- Pimienta negra – esta especia puede mejorar tu metabolismo y ayudar a la absorción de nutrientes.

- Ginseng – hay estudios que dicen que ayuda a controlar el peso.

La única especia que realmente debes vigilar es el ajo en polvo. Del resto podrías no preocuparte. No tiene sentido estresarse por 0.1 gramos de hidratos.

De acuerdo, ya tienes las especias así que tus comidas van a tener sabor, pero qué pasa si son secas. Nadie quiere comerse una ensalada sin aliño. Hay muchas recetas Keto donde puedes hacer tu propio kétchup, hummus y aliños cremosos, pero también puedes comprarlos. Lo más importante es leer bien la etiqueta con la información nutricional.

Los cinco mejores aliños y salsas que puedes comprar en tiendas sin muchos problemas son:

1. Mayonesa – comprueba que esté hecha con grasas saludables.

2. Salsas ranchera y César – la mayoría de las veces no estarán hechas con grasas saludables, pero son una buena opción cuando estás en un apuro, necesitas comer algo rápido o comes fuera.

3. Mantequilla o mantequilla clarificada – geniales para fundir sobre un filete.

4. Salsa Alfredo – comprueba la etiqueta para ver si puedes encontrar alguna opción sin lácteos.

5. Salsa picante – la mayoría no tiene ningún hidrato, pero mira la etiqueta por si acaso.

Capítulo 6: Manteniéndolo

La única forma de garantizar que sigues cualquier programa de pérdida de peso es asegurarte de que estás preparado y que haces un seguimiento de tu éxito.

Empieza eliminando tentaciones. Recorre tu casa y deshazte de todo lo que no sea Keto. Eso sí, puede ser difícil si no eres la única persona que vive en la casa. Es aquí donde debes sentar a todos los de la casa y contarles lo que vas a hacer. Algunos puede que incluso quieran unirse. Si hay gente que no vaya a participar, pídeles que escondan los aperitivos que no puedas comer para que no los veas todo el tiempo. Si hay cosas en la nevera de las que no puedes deshacerte porque son de alguien más, compra cajas opacas para guardarlas y así no las verás.

Cuando compres aperitivos o comida, córtalos en raciones para que puedas cogerlos sin tener que preocuparte por coger la porción adecuada. Es fácil sentarse y comer chicharrones casi sin darte cuenta – pero no es bueno. Coloca semillas, frutos secos, chicharrones, carne para sándwiches y demás en bolsitas del tamaño de una ración.

Intenta conseguir que tus comidas solo tengan 5 gramos de hidratos netos. Además, asegúrate de seguir tu plan, lleva un buen diario. Apuntar todo lo que comes y cómo ejercitas – y tu humor – te ayudará a centrate en el objetivo.

Lo importante es comprometerte contigo mismo a seguir la dieta por un determinado número de días. Al final de esos días, reevalúa, busca un nuevo objetivo y recompénsate. No deberías tener un período infinito de tiempo como margen. Es más fácil aferrarse a algo si los objetivos son pequeños y manejables.

Marcando Objetivos

Cuando estés estableciendo tus objetivos, vas a querer asegurarte de que sean objetivos SMART (inteligente en inglés). Son objetivos que puedes fácilmente sacar adelante y ver resultados.

El punto de tus objetivos es que seas capaz de trabajar para conseguir algo que es realmente factible. Usando el criterio que voy a darte, decide las cosas que más quieres cambiar a través de la dieta Keto. ¿Encajará en la estructura SMART? Si lo hace, entonces puedes oficialmente marcarte el objetivo y empezar a ver resultados.

- S – específico (specific en inglés): ¿Cualquiera con un conocimiento básico del tema será capaz de entenderlo?

- M – Medible (measurable en inglés): ¿Eres capaz de decir qué tan lejos estás de alcanzarlo y sabrás cuándo lo has conseguido?

- A – factible (achievable en inglés): ¿Serás capaz de conseguir el objetivo en algún momento?

- R – realista (realistic en inglés): Con tu tiempo, recursos y conocimientos, ¿serás capaz de alcanzar tu objetivo?

- T – rastreable (trackable en inglés): ¿Hay una forma precisa de seguir tu progreso?

Seguimiento de Resultados

Ahora tienes que decidir cómo vas a hacer el seguimiento de tus resultados. Puedes poner todo tu empeño, pero si no sabes hacia dónde vas ni lo cerca que estás, se volverá confuso y frustrante.

La forma en que hagas el seguimiento de tus objetivos dependerá del objetivo en sí. Tómate un momento para pensar en la mejor manera de medir tu progreso. ¿Cómo vas a ser capaz de ver mejor los cambios, día a día, mes a mes, etc.?

A continuación veremos buenas formas de seguir el progreso en función de los objetivos.

- Cuando tu objetivo es perder peso:

- Sácate una foto antes de empezar y después una cada mes para comparar.

- Puedes hacer tests de grasa corporal hidrostáticos cada cierto tiempo de forma regular.

- Puedes pesarte, pero asegúrate de no convertirte en un esclavo de la balanza. Tu peso corporal va a fluctuar diariamente y otras cosas, como la composición corporal, son mejores indicadores.

- Usa tests de orina para medir los niveles de cetonas cada día para asegurarte de que te mantienes en cetosis.

- Mídete. Mide tu pecho, cuello, cintura, cadera, muslos y brazos antes de empezar y después en intervalos regulares.

- Cuando tu objetivo es mejorar tu salud mental:

- Mantén un diario sobre como te sientes mentalmente. Puedes medir tu lucidez en una escala de uno a diez y después explicar por qué te sientes así.

- Haz un seguimiento de tu productividad en el trabajo. Escribe todo lo que fuiste capaz de conseguir, cuantos proyectos fueron terminados o el número de descansos que tuviste que hacer.

- Cuando tu objetivo es mejorar tu resistencia física:

- Lleva un diario y escribe como te sientes físicamente y cuando entrenas. También puedes valorar tu energía de uno a diez antes y después de entrenar.

- Apunta los resultados específicos que hayas tenido en el gimnasio, como distancia recorrida, peso levantado o número de repeticiones.

- Sigue lo que comas antes y después de entrenar. Además de los resultados en el gimnasio, apunta cuando comas en tu horario de entrenamiento.

Es importante que hagas el seguimiento frecuentemente. Puedes sentirte desanimado algunas veces, pero si sigues tu progreso puede mantenerte motivado. Recuerda, es perfectamente normal que las cosas no salgan exactamente como habías planeado.

Capítulo 7: Rutina para la Pérdida de Peso

Para ayudarte a empezar el viaje hacia una dieta Keto, aquí tienes un menú para 30 días que te ayudará con el empujón inicial.

Día 1

Desayuno: Dos huevos fritos – 1 gramo de hidratos netos.

Almuerzo: 1/3 de taza de hummus con chicharrones – 9 gramos de hidratos netos.

Cena: Ensalada de pollo con vinagre balsámico – 6 gramos de hidratos netos.

Día 2

Desayuno: Dos huevos fritos y dos porciones de beicon – 1 gramo de hidratos netos.

Almuerzo: Un aguacate con chicharrones – 2 gramos de hidratos netos.

Cena: Ensalada de atún con dos huevos hervidos, cogollos de lechuga, media taza de almendras, una manzana y un pepino – 13 gramos de hidratos netos.

Día 3

Desayuno: Café bulletproof (café con mantequilla y aceite de coco) – 0 gramos de hidratos netos.

Almuerzo: Ración de pipas de girasol – 4 gramos de hidratos netos.

Cena: Dos onzas de pechuga de pavo, un huevo hervido, un cuarto de taza de tomates cherry, una onza de queso cheddar curado, cuatro galletas saladas y dos cucharas soperas de almendras. – 13 gramos de hidratos netos.

Día 4

Desayuno: Un huevo hervido con una cuchara sopera de mayonesa – 1 gramo de hidratos netos.

Almuerzo: 1/3 de taza de hummus con chicharrones – 9 gramos de hidratos netos.

Cena: Ensalada de pollo con vinagre balsámico – 6 gramos de hidratos netos.

Día 5

Desayuno: Lechuga romana con media onza de mantequilla, una onza de queso, medio aguacate y un tomate cherry – 3 gramos de hidratos netos.

Almuerzo: Queso en tiras – 1 gramo de hidratos netos.

Cena: Ensalada de atún con dos huevos hervidos, cogollos de lechuga, media taza de almendras, una manzana y un pepino – 13 gramos de hidratos netos.

Día 6

Desayuno: Un aguacate con 3 onzas de pavo en lonchas, una onza de lechuga y una onza y media de queso crema – 9 gramos

Almuerzo: Ración de chicharrones – 0 gramos de hidratos netos.

Cena: Ensalada de pollo con vinagre balsámico – 6 gramos de hidratos netos.

Día 7

Desayuno: Dos huevos fritos y dos porciones de beicon – 1 gramo de hidratos netos.

Almuerzo: Un aguacate con chicharrones – 2 gramos de hidratos netos.

Cena: Ensalada de atún con dos huevos hervidos, cogollos de lechuga, media taza de almendras, una manzana y un pepino – 13 gramos de hidratos netos.

Día 8

Desayuno: Dos huevos fritos y dos porciones de beicon – 1 gramo de hidratos netos.

Almuerzo: 1/3 de taza de hummus con chicharrones – 9 gramos de hidratos netos.

Cena: Ensalada de pollo con vinagre balsámico – 6 gramos de hidratos netos.

Día 9

Desayuno: Una taza de café con cuatro cucharadas soperas de nata – 2 gramos de hidratos netos.

Almuerzo: Un aguacate con chicharrones – 2 gramos de hidratos netos.

Cena: Dos onzas de pechuga de pavo, un huevo hervido, un cuarto de taza de tomates cherry, una onza de queso cheddar curado, cuatro galletas saladas y dos cucharas soperas de almendras. – 13 gramos de hidratos netos.

Día 10

Desayuno: Dos huevos hervidos machacados con 3 onzas de mantequilla – 1 gramo de hidratos netos.

Almuerzo: Barrita de proteínas – 5 gramos de hidratos netos.

Cena: Rollito de tres lonchas de queso y tres de pavo con medio aguacate, pepino, arándanos y almendras – 13 gramos de hidratos netos.

Día 11

Desayuno: Un aguacate con tres onzas de pavo en lonchas, una onza de lechuga y una onza y media de queso crema – 9 gramos de hidratos netos.

Almuerzo: Ración de chicharrones – 0 gramos de hidratos netos.

Cena: Ensalada de pollo con vinagre balsámico – 6 gramos de hidratos netos.

Día 12

Desayuno: Un aguacate relleno con un tercio de taza de mayonesa y tres onzas de salmón ahumado – 6 gramos de hidratos netos.

Almuerzo: Queso fundido – 1 gramo de hidratos netos.

Cena: Rollito de tres lonchas de queso y tres de pavo con medio aguacate, pepino, arándanos y almendras – 13 gramos de hidratos netos.

Día 13

Desayuno: Dos huevos revueltos – 1 gramo de hidratos netos.

Almuerzo: 1/3 de taza de hummus con chicharrones – 9 gramos de hidratos netos.

Cena: Ensalada de pollo con vinagre balsámico – 6 gramos de hidratos netos.

Día 14

Desayuno: Lechuga romana con media onza de mantequilla, una onza de queso, medio aguacate y un tomate cherry – 3 gramos de hidratos netos.

Almuerzo: Queso en tiras – 1 gramo de hidratos netos.

Cena: Dos onzas de pechuga de pavo, un huevo hervido, un cuarto de taza de tomates cherry, una onza de queso cheddar curado, cuatro galletas saladas y dos cucharas soperas de almendras. – 13 gramos de hidratos netos.

Día 15

Desayuno: Una taza de café con cuatro cucharadas soperas de nata – 2 gramos de hidratos netos.

Almuerzo: Un aguacate con chicharrones – 2 gramos de hidratos netos.

Cena: Ensalada de atún con dos huevos hervidos, cogollos de lechuga, media taza de almendras, una manzana y un pepino – 13 gramos de hidratos netos.

Día 16

Desayuno: Un huevo hervido con una cuchara sopera de mayonesa – 1 gramo de hidratos netos.

Almuerzo: 1/3 de taza de hummus con chicharrones – 9 gramos de hidratos netos.

Cena: Ensalada de pollo con vinagre balsámico – 6 gramos de hidratos netos.

Día 17

Desayuno: Un aguacate con tres onzas de pavo en lonchas, una onza de lechuga y una onza y media de queso crema – 9 gramos de hidratos netos.

Almuerzo: Ración de chicharrones – 0 gramos de hidratos netos.

Cena: Rollito de tres lonchas de queso y tres de pavo con medio aguacate, pepino, arándanos y almendras – 13 gramos de hidratos netos.

Día 18

Desayuno: Café Bulletproof – 0 gramos de hidratos netos.

Almuerzo: Ración de pipas de girasol – 4 gramos de hidratos netos.

Cena: Dos onzas de pechuga de pavo, un huevo hervido, un cuarto de taza de tomates cherry, una onza de queso cheddar curado, cuatro galletas saladas y dos cucharas soperas de almendras. – 13 gramos de hidratos netos.

Día 19

Desayuno: Dos huevos hervidos machacados con 3 onzas de mantequilla – 1 gramo de hidratos netos.

Almuerzo: Un aguacate con chicharrones – 2 gramos de hidratos netos.

Cena: Ensalada de atún con dos huevos hervidos, cogollos de lechuga, media taza de almendras, una manzana y un pepino – 13 gramos de hidratos netos.

Día 20

Desayuno: Dos huevos fritos – 1 gramo de hidratos netos.

Almuerzo: 1/3 de taza de hummus con chicharrones – 9 gramos de hidratos netos.

Cena: Ensalada de pollo con vinagre balsámico – 6 gramos de hidratos netos.

Día 21

Desayuno: Dos huevos fritos y dos porciones de beicon – 1 gramo de hidratos netos.

Almuerzo: Barrita de proteínas – 5 gramos de hidratos netos.

Cena: Dos onzas de pechuga de pavo, un huevo hervido, un cuarto de taza de tomates cherry, una onza de queso cheddar curado, cuatro galletas saladas y dos cucharas soperas de almendras. – 13 gramos de hidratos netos.

Día 22

Desayuno: Una taza de café con cuatro cucharadas soperas de nata – 2 gramos de hidratos netos.

Almuerzo: Un aguacate con chicharrones – 2 gramos de hidratos netos.

Cena: Ensalada de atún con dos huevos hervidos, cogollos de lechuga, media taza de almendras, una manzana y un pepino – 13 gramos de hidratos netos.

Día 23

Desayuno: Un aguacate relleno con un tercio de taza de mayonesa y tres onzas de salmón ahumado – 6 gramos de hidratos netos.

Almuerzo: Queso fundido – 1 gramo de hidratos netos.

Cena: Rollito de tres lonchas de queso y tres de pavo con medio aguacate, pepino, arándanos y almendras – 13 gramos de hidratos netos.

Día 24

Desayuno: Un aguacate con tres onzas de pavo en lonchas, una onza de lechuga y una onza y media de queso crema – 9 gramos de hidratos netos.

Almuerzo: Ración de chicharrones – 0 gramos de hidratos netos.

Cena: Ensalada de pollo con vinagre balsámico – 6 gramos de hidratos netos.

Día 25

Desayuno: Dos huevos hervidos machacados con 3 onzas de mantequilla – 1 gramo de hidratos netos.

Almuerzo: Barrita de proteínas – 5 gramos de hidratos netos.

Cena: Dos onzas de pechuga de pavo, un huevo hervido, un cuarto de taza de tomates cherry, una onza de queso cheddar curado, cuatro galletas saladas y dos cucharas soperas de almendras. – 13 gramos de hidratos netos.

Día 26

Desayuno: Dos huevos fritos – 1 gramo de hidratos netos.

Almuerzo: 1/3 de taza de hummus con chicharrones – 9 gramos de hidratos netos.

Cena: Ensalada de pollo con vinagre balsámico – 6 gramos de hidratos netos.

Día 27

Desayuno: Dos huevos revueltos con un aguacate y dos onzas de salmón ahumado – 5 gramos de hidratos netos.

Almuerzo: Queso fundido – 1 gramo de hidratos netos.

Cena: Ensalada de atún con dos huevos hervidos, cogollos de lechuga, media taza de almendras, una manzana y un pepino – 13 gramos de hidratos netos.

Día 28

Desayuno: Dos huevos revueltos – 1 gramo de hidratos netos.

Almuerzo: 1/3 de taza de hummus con chicharrones – 9 gramos de hidratos netos.

Cena: Ensalada de pollo con vinagre balsámico – 6 gramos de hidratos netos.

Día 29

Desayuno: Lechuga romana con media onza de mantequilla, una onza de queso, medio aguacate y un tomate cherry – 3 gramos de hidratos netos.

Almuerzo: Queso en tiras – 1 gramo de hidratos netos.

Cena: Dos onzas de pechuga de pavo, un huevo hervido, un cuarto de taza de tomates cherry, una onza de queso cheddar curado, cuatro galletas saladas y dos cucharas soperas de almendras. – 13 gramos de hidratos netos.

Día 30

Desayuno: Un huevo hervido con una cuchara sopera de mayonesa – 1 gramo de hidratos netos.

Almuerzo: 1/3 de taza de hummus con chicharrones – 9 gramos de hidratos netos.

Cena: Ensalada de pollo con vinagre balsámico – 6 gramos de hidratos netos.

Capítulo 8: Las 10 Recetas más Populares y Sabrosas

Ensalada de Ternera Asiática

Necesitarás:

- Ternera:

  - Filete de ternera, 2/3 de libra.
  - Copos de chile, 1 cuchara de postre.
  - Jengibre rallado, 1 cuchara sopera.
  - Salsa de pescado, 1 cuchara sopera.
  - Aceite de oliva, 1 cuchara sopera.

- Ensalada:

  - Semillas de sésamo, 1 cuchara sopera.
  - Cilantro.
  - Media cebolla roja.
  - Lechuga, 3 onzas.
  - Pepino, 2 onzas.
  - Tomates cherry, 3 onzas.
  - Cebollino, 2.

- Mayonesa:

  - Pimienta.
  - Sal.
  - Zumo de lima, 1/2 cuchara sopera.
  - Aceite de sésamo, 1 cuchara sopera.
  - Aceite de oliva, 0.5 cl.
  - Mostaza de Dijon, 1 cuchara de postre.
  - Yema de huevo.

Qué hacer:

1. Empieza mezclando la mostaza con la yema de huevo. Mientras bates, añade lentamente el aceite de oliva. Esto se puede hacer tanto a mano como con una batidora. Una vez emulsionada la mayonesa, añade el aceite de sésamo, las especias y el zumo de lima. Reserva para después.

2. Mezcla el aceite de oliva, los copos de chile, el jengibre y la salsa de pescado, y mete la mezcla en una bolsa de plástico. Introduce el filete y déjalo marinar durante 15 minutos.

3. Corta todos los ingredientes de la ensalada, excepto el cebollino. Divide en dos platos.

4. Calienta una sartén y añade las semillas de sésamo. Deja que se tuesten unos minutos y reserva.

5. Fríe la carne en la sartén un par de minutos por cada lado. Cocina a tu gusto, pero para este plato es mejor dejarlo entre medio hecho.

6. Fríe el cebollino en la sartén.

7. Corta el filete en finas lonchas. Añade el cebollino y la carne encima de las verduras y termina con las semillas de sésamo. Sirve con la mayonesa.

- 7 gramos – hidratos netos.
- 98 gramos – grasas.
- 34 gramos – proteínas.
- 2 raciones.

Sándwich de Desayuno

Necesitarás:

- Tabasco.
- Pimienta.
- Sal.
- Lonchas de queso cheddar, 2 onzas.
- Jamón ahumado, 1 onza.
- Huevos, 4.
- Mantequilla, 2 cucharas soperas.

Qué hacer:

1. Pon la mantequilla en una sartén y fríe cada uno de los huevos a tu gusto. Asegúrate de añadir sal y pimienta.

2. Los huevos fritos son el pan de tu sándwich. Sobre un huevo, añade el jamón ahumado y el queso y cubre con un segundo huevo. Si quieres, salpica con tabasco.

- 2 gramos – hidratos netos.
- 30 gramos – grasas.
- 20 gramos – proteína.
- 2 raciones.

Pastel de Carne

Necesitarás:

- Relleno:

- Agua, 1/2 taza.
- Tomate frito, 4 cucharas soperas.
- Orégano seco, 1 cuchara sopera.
- Pimienta.
- Sal.
- Carne picada, 20 onzas.
- Mantequilla, 2 cucharas soperas.
- Diente de ajo picado.
- Media cebolla.

- Masa:

- Agua, 4 cucharas soperas.
- Huevo.
- Aceite de oliva, 3 cucharas soperas.
- Pizca de sal.
- Levadura, 1 cuchara de postre.
- Psilio rubio molido, 1 cuchara sopera.
- Harina de coco, 4 cucharas soperas.
- Semillas de sésamo, 4 cucharas soperas.
- Harina de almendras, 3/4 de taza.

- Cobertura:

- Queso desmenuzado, 7 onzas
- Queso cottage, 8 onzas

Qué hacer:

1. Empieza calentando el horno a 350ºF. Añade la mantequilla a una sartén y cocina el ajo y la cebolla hasta que la cebolla esté pochada. Añade la carne y cocina hasta que se dore. Mezcla con el pimiento, el orégano y sal.

2. Añade el tomate frito y el agua. Baja la temperatura y deja reducir durante 20 minutos. Mientras se cocina, ve preparando la masa.

3. Coloca todos los ingredientes de la masa en un robot de cocina y mézclalos hasta que formen una bola. También se puede hacer a mano si no tienes un robot.

4. Engrasa un molde de repostería y ponle papel de hornear en el fondo. Ponte aceite en las manos y extiende la masa por el fondo y las paredes del molde. Hornea durante 10 a 15 minutos. Vierte la carne en la masa horneada.

5. Mezcla los ingredientes de la cobertura y extiéndelos sobre la carne. Hornea durante 30-40 minutos o hasta que esté dorado.

- 7 gramos – hidratos netos.
- 47 gramos – grasas.
- 38 gramos – proteínas.
- 6 raciones.

Tortilla Occidental

Necesitarás:

- Jamón en lonchas, 5 onzas.
- Medio pimiento morrón.
- Media cebolla.
- Mantequilla, 2 onzas.
- Queso deshilachado, 3 onzas.
- Pimienta.
- Sal.
- Nata para montar, 2 cucharas soperas.
- Huevos, 6.

Qué hacer:

1. Bate los huevos con la nata, sal y pimienta hasta que esté esponjoso. Añade la mitad del queso deshilachado.

2. Añade la mantequilla a una sartén y cocina el jamón, los pimientos y la cebolla. Vierte la mezcla de huevo y cocina hasta que esté firme.

3. Baja el fuego y cubre con el queso restante. Dobla por la mitad y disfruta.

- 6 gramos – hidratos netos.
- 58 gramos – grasas.
- 40 gramos – proteínas.
- 2 raciones.

Hummus de Aguacate

Necesitarás:

- Pimienta, 1/4 cuchara de postre.
- Sal, media cuchara de postre.
- Comino, media cuchara de postre.
- Ajo picado.
- Zumo de medio limón.
- Tahini, 1/4 de taza.
- Pipas de girasol, 1/4 de taza.
- Aceite de oliva, 1/2 taza.
- Cilantro, 1/2 taza.
- Aguacates, 3.

Qué hacer:

1. Corta los aguacates por la mitad, desecha las semillas y saca la pulpa con una cuchara. Coloca todo en una batidora y mézclalo hasta que esté homogéneo. Añade agua, zumo de limón o aceite si necesitas suavizar un poco la mezcla.

- 4 gramos – hidratos netos.
- 41 gramos – grasas.
- 5 gramos – proteínas.
- 6 raciones.

Hamburguesa con Queso

Necesitarás:

- Hamburguesas:

  • Mantequilla, 2 onzas – para freír.
  • Orégano picado, 2 cucharas soperas.
  • Pimentón picante, 2 cuchara de postres.
  • Cebolla en polvo, 2 cucharas de postres.
  • Ajo en polvo, 2 cucharas de postres.
  • Queso desmenuzado, 7 onzas.
  • Carne picada, 25 onzas.

- Salsa:

  • Cilantro.
  • Sal.
  • Aceite de oliva, 1 cuchara sopera.
  • Aguacate.
  • Cebollino, 2.
  • Tomate, 2.

- Complementos:

  • Jalapeños encurtidos, 1/4 de taza.
  • Lechuga, 5 onzas.
  • Pepinillos, 1/2 taza.
  • Mostaza de Dijon, 4 cucharas soperas.
  • Beicon, 5 onzas.
  • Mayonesa, 3/4 de taza.

Qué hacer:

1. Corta todos los ingredientes para la salsa y mézclalos. Guarda para después.

2. Combina la carne con la mitad del queso y todas las especias. Forma cuatro hamburguesas y cocínalas como

prefieras. Cuando estén casi hechas, añade encima el queso restante.

3. Sirve las hamburguesas con lechuga, pepinillo y mostaza. Termina añadiendo salsa.

- 8 gramos – hidratos netos.
- 104 gramos – grasas.
- 54 gramos – proteínas.
- 4 raciones.

Gachas de Coco

Necesitarás:

- Pizca de sal.
- Crema de coco, 4 cucharas soperas.
- Pizca de psilio rubio molido.
- Harina de coco, 1 cuchara sopera.
- Huevo.
- Mantequilla, 1 onza.

Qué hacer:

1. Coloca todos los ingredientes en una cazuela. Mézclalo todo y déjalo cocer a fuego lento. Remueve constantemente hasta alcanzar la textura deseada. Sirve con leche de coco y, si quieres, algunas bayas.

- 4 gramos – hidratos netos.
- 49 gramos – grasas.
- 9 gramos – proteínas.

Queso Brie Asado

Necesitarás:

- Pimienta.
- Sal.
- Aceite de oliva, 1 cuchara sopera.
- Romero, 1 cuchara sopera.
- Dientes de ajo.
- Nueces de pecán, 2 onzas.
- Queso brie, 9 onzas.

Qué hacer:

1. Calienta el horno a 400°F. Coloca el queso en una bandeja de horno cubierta por papel de hornear.

2. Pica las hierbas y el ajo, y corta los frutos secos. Mézclalos y añade aceite de oliva, sal y pimienta. Vierte sobre el queso y deja hornear durante 10 minutos.

- 1 gramo – hidratos netos.
- 31 gramos – grasas.
- 14 gramos – proteínas.
- 4 raciones.

Hamburguesa en Salsa de Tomate

Necesitarás:

- Hamburguesas:

- Mantequilla, 1/4 cuchara de postre.
- Aceite de oliva, 1 cuchara sopera.
- Perejil picado, 2 onzas.
- Pimienta, 1/4 cuchara de postre.
- Sal, 1 cuchara de postre.
- Queso feta desmenuzado, 3 onzas.
- Huevo.
- Carne picada, 25 onzas.

- Salsa:

- Pimienta.
- Sal.
- Tomate frito, 2 cucharas soperas.
- Perejil picado, 1 onza.
- Nata para montar, 0.75 cl.

- Col frita:

- Pimienta.
- Sal.
- Mantequilla, 4.25 onzas.
- Col picada, 25 onzas.

Qué hacer:

1. Mezcla todos los ingredientes de las hamburguesas. Da forma a ocho porciones con la masa. Pon el aceite y la mantequilla en una sartén y cocínalas durante 10 minutos o hasta que estén bien hechas. Dales la vuelta un par de veces mientras se cocinan.

2. Cuando estén casi hechas, añade la nata de montar y el tomate fruto a la sartén. Remueve y déjalo reducir durante un par de minutos. Sazona con sal y pimienta. Espolvorea un poco de perejil antes de servir.

3. Para la col: añade mantequilla en una sartén y fríe la col durante 15 minutos o hasta que esté dorada. Sazona con un poco de sal y pimienta.

4. Sirve las hamburguesas con la col.

- 10 gramos – hidratos netos.
- 78 gramos – grasas.
- 43 gramos – proteínas.
- 4 raciones.

Rosbif

Necesitarás:

- Pimienta.
- Sal.
- Aceite de oliva, 2 cucharas soperas.
- Lechuga, 2 onzas.
- Mostaza de Dijon, 1 cuchara sopera.
- Mayonesa, 5 cl.
- Cebollino.
- Rábanos, 6.
- Aguacate.
- Queso cheddar, 5 onzas.
- Rosbif, 7 onzas.

Qué hacer:

1. Coloca los rábanos, el aguacate, el queso y el rosbif en dos platos. Añade la mostaza, el cebollino y la mayonesa. Sirve con algo de lechuga y salpica con un poco de aceite de oliva.

- 6 gramos – hidratos netos.
- 98 gramos – grasas.
- 38 gramos – proteínas.
- 2 raciones.

Capítulo 9: Enfermedades Tratadas con la Dieta Keto

La dieta cetogénica tiene un efecto interesante en diferentes enfermedades. En este capítulo, vamos a ver rápidamente algunas de las grandes enfermedades que una dieta Keto puede ayudar a combatir.

Cáncer

La dieta cetogénica es capaz de matar de hambre a las células cancerígenas. Otto Warburg, un biólogo celular, observó que las células cancerígenas no eran capaces de prosperar con energía procedente de la respiración celular, sino que necesitaban la fermentación de la glucosa. Otros investigadores del cáncer, incluyendo al Dr. Thomas Seyfried, están de acuerdo y han encontrado que las células cancerígenas también pueden obtener energía de la fermentación de glutamina.

Con una dieta cetogénica, disminuyes tu ingesta de hidratos y se reducen los niveles de glucosa que alimentarán a las células cancerígenas. Una vez que el cuerpo alcanza la cetosis, ayudará a vaciar los suministros de energía de las células cancerígenas.

Las células cancerígenas difieren de las células normales de muchas maneras, pero uno de los rasgos más interesantes se refiere a los receptores de insulina. En la superficie celular tienen diez veces más receptores de insulina. Esto permite a las células cancerígenas llenarse de glucosa y nutrientes que vienen del torrente sanguíneo muy rápido. Mientras consumes glucosa como tu principal fuente de energía, las células cancerígenas van a continuar extendiéndose y prosperando. No es sorprendente que las probabilidades más bajas de supervivencia en pacientes con cáncer sea la de aquellos con mayores niveles de azúcar en sangre.

Las mitocondrias en las células cancerígenas están dañadas – y carecen de la habilidad de producir energía mediante la respiración aeróbica. No son capaces de metabolizar ácidos grasos para obtener energía. Esta es la razón por la que las células cancerígenas prosperan en ambientes sin oxígeno. En su lugar, las células cancerígenas son capaces ce metabolizar aminoácidos y glucosa. Restringir el aminoácido glutamina o la glucosa es fundamental para matar de hambre al cáncer.

Enfermedad de Crohn

Casi cada niño y adulto experimentará problemas de estómago en un momento u otro, pero millones sufren de problemas autoinmunes como la enfermedad de Crohn. Este tipo de enfermedades digestivas, que no tienen cura, requieren de cuidados de por vida por parte del paciente.

Una dieta cetogénica es capaz de mejorar los síntomas de la enfermedad de Crohn deshaciéndose de alimentos inflamatorios e irritantes para el intestino, como:

- Frutas y verduras ricas en fibra.
- Lácteos.
- Alimentos refinados y procesados.
- Legumbres y judías.
- Pseudo-cereales que incluyen el trigo sarraceno, la quinoa y el amaranto.
- Cereales como arroz, maíz, avena, cebada, centeno y trigo.

Con la inflamación reducida, el sistema gastrointestinal empezará a sanar. Después de haber sanado, mucha gente puede volver a introducir alimentos que antes les desencadenaban los síntomas, como frutas y verduras con fibra, semillas y frutos secos.

Diabetes

El Duke University Medical Center fue uno de los primeros en empezar a investigar el impacto de la dieta cetogénica en la diabetes. Reclutaron a 28 participantes con sobrepeso que tenían diabetes tipo II y comenzaron un ensayo de 16 semanas.

Tenían un IMC medio de 42.2 y una media de edad de 56 años. Eran todos caucásicos o afroamericanos. Consumieron una dieta cetogénica en la que comían menos de 20 gramos de hidratos netos cada día a la vez que reducían su medicación para la diabetes.

De los 21 sujetos que completaron satisfactoriamente el ensayo, los investigadores vieron que habían reducido su hemoglobina A1c basal en un 16%. Perdieron una media de 19.2 libras de peso y sus niveles de glucosa medios descendieron un 16.6%. Al final, la mayoría de los sujetos fue capaz de reducir o dejar su medicación para la diabetes.

Muchos estudios se fijan en los efectos de la dieta Keto en la diabetes tipo II, pero también es un tratamiento viable para la tipo I. no hay estudios formales que examinen el efecto de la dieta Keto sobre los diabéticos de tipo I. Un estudio de 2012 sí evaluó los efectos de una dieta reducida en hidratos en pacientes con diabetes tipo I.

En ese estudio, los investigadores estudiaron a 48 sujetos con una edad media de 24 años. Los que siguieron la dieta vieron una reducción de su hemoglobina A1c de 7.7% a 6.4%.

Acné y Problemas Dermatológicos

Investigadores italianos, en 2012, publicaron un artículo que reflejaba los posibles efectos de la dita Keto sobre el acné y otros problemas de la piel. Vieron que los problemas dermatológicos pueden tratarse de tres maneras con la dieta Keto:

1. Reduciendo los niveles de insulina. Una dieta Keto puede reducir estos niveles drásticamente.

2. Reduciendo la inflamación. La inflamación es el motivo por el que el acné es tan sensible, rojo y doloroso.

3. Reduciendo los niveles de IGF-1. La reducción de los niveles de IGF-1 ayuda a reducir la producción de sebo, lo que puede evitar que los poros se obstruyan.

Depresión y Ansiedad

Constantemente puedes encontrar historias de como la dieta cetogénica ha ayudado a la gente a luchar contra la depresión y la ansiedad. Según Jennifer Wider, MD, la dieta Keto podría provocar ciertos procesos corporales que combatan la depresión.

Tu cuerpo produce más GABA, que es un neurotransmisor importante, cuando sigues la dieta Keto. Cuando los niveles de GABA están bajos, es más probable que puedas experimentar depresión y ansiedad. Cuando están altos, ayuda a mantenerte alejado de estos problemas.

La pérdida de peso también es capaz de aliviar los síntomas de estas enfermedades mentales, especialmente si la depresión está relacionada con tener sobrepeso.

Alzheimer

Siempre hemos creído que no hay forma de revertir el Alzheimer, pero una dieta Keto puede ser capaz de frenar su progresión. El cerebro es un sumidero de energía y demanda un suministro constante de combustible. Cuando una persona tiene demencia, al cerebro se le dificulta quemar glucosa, lo que provoca una actividad cerebral más lenta, contracción cerebral y muerte de células cerebrales.

Las personas con Alzheimer tienen entre manos una crisis energética. Por suerte, excepto cuando el Alzheimer está en un estado avanzado, al cerebro le va bien quemando cetonas.

En un estudio puso a pacientes con Alzheimer leve a moderado en una dieta Keto por cuatro meses y les hizo llevar el seguimiento de sus cetonas en orina cada mañana. Tenían que realizar pruebas cognitivas al principio, después de tres meses y cuatro meses después de volver a su dieta habitual.

Diez de los 15 pacientes fueron capaces de finalizar el estudio de forma segura y satisfactoria. Los diez que terminaron tenían un Alzheimer leve. Aquellos con Alzheimer moderado no fueron capaces de terminarlo por la carga que suponía para el cuidador.

Los resultados de los tests cognitivos de esas diez personas mejoraron significativamente en nueve de ellos. Esas mejoras desaparecieron después de volver a sus dietas habituales.

Inflamación y Dolor Crónico

Los opiáceos son las drogas más potentes que se usan para tratar el dolor, pero presentan serios problemas y pueden ser adictivos. Una dieta cetogénica puede aliviar el dolor por muchas de sus consecuencias bioquímicas.

Incluyendo la activación de receptores activados por el proliferador de peroxisomas, incremento de adenosina, disminución de la actividad neural y disminución de las especies reactivas de oxígeno. A través de todo esto, una dieta Keto puede reducir el dolor inflamatorio y neuropático. Por desgracia, no hay actualmente ningún ensayo humano o animal que pruebe su eficacia.

Embarazo

Una gran pregunta que algunas mujeres tienen es si pueden seguir una dieta cetogénica estando embarazadas. Mucha gente se preocupa de que su ingesta de hidratos pueda ser demasiado baja, pero no hay evidencia real de que seguir una dieta Keto pueda dañar al feto.

Un cuerpo humano limpio está compuesto en un 74% por grasas y un 26% por proteínas. La estructura de las células humanas está hecha de grasas y es la fuente de combustible preferida por las mitocondrias. Un feto usará cetonas de forma natural antes y justo después del nacimiento.

En los estados avanzados de la gestación, hay una descomposición de los depósitos de grasas mucho mayor que juega un papel importante en el desarrollo fetal. El feto es capaz de usar los ácidos grasos, el glicerol y los cuerpos cetónicos placentarios transportados.

Una mayor cetogénesis en estado de ayuno o con aceites MCT produce una transferencia más fácil de cetonas al bebé, lo que permite que le lleguen las cetonas maternas. Una vez allí, las cetonas pueden ser utilizadas como combustible en el metabolismo oxidativo.

Mientras están embarazadas, a menudo las mujeres se vuelven más sensibles a los hidratos debido a una adaptación evolutiva en la que se vuelven un poco más resistentes a la insulina para permitir un buen flujo de nutrientes hacia el feto en desarrollo.

La leche materna es más rica en grasas que la de fórmula, que está llena de azúcar e hidratos. Esto significa que si el bebé es alimentado mediante lactancia materna, es probable que esté en cetosis la mayor parte del tiempo. Esto los hace estar adaptados a la dieta Keto. La cetosis puede ayudar al desarrollo cerebral del bebé. Esto quiere decir que está bien seguir una dieta cetogénica estando embarazada.

Capítulo 10: Mitos y Preguntas Frecuentes

Hay mucha información falsa en torno a la dieta cetogénica –
tanta que mucha gente tiene miedo de probarla. Vamos a hablar
sobre algunos de los mitos más extendidos.

Solamente Vas a Perder Peso Siguiendo la Dieta Keto

Esta dieta ayuda a la gente a perder peso y quemar grasa.
Si no quieres perder peso, puedes seguir la dieta de todas
formas para mantener tu peso o ayudarte a aumentarlo.

¿Puedes realmente ganar peso con esta dieta? Es posible si
no sigues la dieta correctamente y no entras en cetosis.

Hay mucha controversia sobre la dieta baja en hidratos y
rica en grasas porque algunas personas piensan que
pierdes peso por la baja ingesta calórica. Otros piensan
que es por cambios hormonales producidos por la dieta.
Muchos expertos estás de acuerdo en que no importa el
tipo de dieta que sigas – si tu ingesta calórica excede tus
necesidades o tu nivel de actividad, ganarás peso en lugar
de perderlo.

Si comes más calorías de las que necesitas, incluso si
vienen de proteínas y grasas saludables, verás aumentar el
número de tu balanza.

Si no buscas perder peso, ¿deberías seguir la dieta Keto de
todas formas? Hay muchos beneficios de la dieta Keto que
van mucho más allá de perder peso. Esta dieta puede
ayudarte a normalizar el azúcar en sangre, regular la
producción de hormonas, mejorar la salud digestiva,
mejorar la función cognitiva y, posiblemente, reducir el
riesgo de enfermedades cardíacas o diabetes.

La Ciencia no Respalda la Dieta Keto

Si has prestado atención hasta ahora, ha habido muchos estudios para observar los efectos de la dieta cetogénica. Específicamente, ha habido estudios para ver sus efectos en obesidad, cáncer, pérdida muscular, resistencia a la insulina, Alzheimer, diabetes tipo II, dislipidemia, epilepsia y presión sanguínea elevada.

Pierdes Masa Muscular

La dieta Keto puede ayudarte a ganar masa muscular si la sigues correctamente. La AHA ha afirmado que una dieta baja en hidratos puede hacer que una persona pierda tejido muscular. No hay requerimientos fisiológicos para que tu cuerpo ingiera hidratos y mientras no falten las proteínas, no deberías perder masa muscular. La ingesta de proteínas es lo que protege tus músculos, no los hidratos.

No Debes Hacer Ejercicio

Hacer ejercicio puede ayudar a todo el mundo, incluyendo a los que siguen la dieta Keto. Puede que sientas que no tienes tanta energía mientras el cuerpo pasa a cetosis, pero esto irá pasando a medida que te acostumbras. Tu rendimiento no disminuirá incluso en entrenamientos de alta intensidad.

No necesitas dejar de entrenar mientras sigas la dieta Keto. Puede que tengas que modificar tus entrenamientos un poco. Si puedes manejarlo, hacer ejercicio en cetosis quema grasas dos o tres veces más rápido. También puede mantener los niveles de glucosa en sangre y sentirás menos cansancio con la actividad.

Para asegurarte de ayudar a tu cuerpo durante los entrenamientos, tienes que comer calorías suficientes, incluyendo las que vienen de grasas. Asegúrate de dejar que tu cuerpo se recupere entre entrenamientos.

Si ves que lo pasas mal en los entrenamientos y que te cuesta recuperarte, prueba a comer más hidratos justo antes de hacer ejercicio. Si ayunas durante la dieta Keto, deja tus entrenamientos de alta intensidad para los momentos en que estés más alimentado.

Todo el Mundo Sufre la Gripe Keto

Todo el mundo reacciona de forma diferente cuando su cuerpo se adapta a la cetosis. Esto hace más difícil determinar lo que va a experimentar una persona, lo severas que sus reacciones van a ser o el tiempo que van a durar. Algunas transiciones son más fáciles que otras. Algunos pueden experimentar cansancio, niebla cerebral, problemas para dormir y problemas digestivos durante la semana posterior a entrar en cetosis. Ten en mente que son problemas temporales y desaparecen con el tiempo, más agua y más sal.

Puedes Comer todo Tipo de Grasas como en la Dieta Atkins

Aunque la mayoría de tus calorías deben venir de las grasas, esto no significa que debas consumir todas las grasas saturadas que quieras. La dieta Keto prefiere que comas grasas saludables, mientras que la dieta Atkins permite todo tipo de alimentos grasos. Mucha gente que sigue la dieta Keto se mantiene alejada de carnes procesadas como beicon, salchichas y salami.

También tienes la opción de comer limpio en la dieta Keto y evitar quesos, carnes de mala calidad, grasas trans, comida rápida, fritos y alimentos procesados. La mayoría de las personas que siguen la dieta Keto prefieren opciones más sanas como aceite de oliva virgen extra, aceite de coco, mantequilla y carne de ganado alimentado con pasto, frutos secos, aguacate, pescado salvaje, pollos camperos y huevos orgánicos.

La Dieta Keto es Peligrosa

Como con todo en la vida, hay desventajas en la dieta Keto, pero no es nada peligroso. La mayoría de las cosas malas como piedras en le riñón, mayor riesgo de enfermedades del corazón, deficiencias de vitaminas y minerales, colesterol alto, disminución de la densidad ósea y problemas gastrointestinales pueden reducirse con agua y suplementos.

Mientras te asegures de tener suficientes electrolitos y agua, no deberías tener ningún problema.

10 Preguntas Importantes

Ahora que nos hemos quitado los mitos del medio, veamos las diez preguntas más comunes con respecto a la dieta cetogénica.

1. ¿Cuándo alcanzaré la cetosis?

   Debes darle a tu cuerpo suficiente tiempo para ajustarse a la dieta. Esto quiere decir que tienes que ser estricto con la ingesta de hidratos. Si no puedes ser consecuente, es posible que nunca alcances la cetosis. Dicho esto, si eres consecuente, alcanzar la cetosis puede tomar de dos a siete días. Todo depende de los alimentos que comas, tu cuerpo y tu nivel de actividad.

2. ¿Necesito contar calorías?

   Sí, las calorías importan. Las calorías son las que influyen en que pierdas peso o no, así que necesitas menos calorías de las que gastas. Pero, con la dieta Keto, las calorías no suelen ser una gran preocupación. Las grasas y las proteínas supondrán la mayor parte de tu dieta y harán falta menos calorías para hacerte sentir lleno en comparación con una dieta rica en hidratos.

3. ¿Puede ser que coma muchas grasas?

Sí, puedes acabar comiendo demasiadas grasas. Esto nos lleva de vuelta a las calorías. Tienes que asegurarte de mantener tus calorías en déficit así que es posible consumir demasiadas calorías que vengan de grasas. Esto es por lo que deberías hacer un seguimiento de los macros y las calorías en tu teléfono, así puedes añadir los alimentos que vas comiendo. Es menos probable que comas de más de esta forma.

4. ¿Debo tomar suplementos?

No es mala idea empezar a tomar suplementos, ya que vas a dejar de comer alimentos que proveen de forma natural esos minerales y vitaminas. Empieza a tomarlos sobre todo si empiezas a sentir calambres o simplemente raro una vez que empieces la dieta. Los siguientes suplementos pueden ayudarte:

- Potasio.
- Vitamina D.
- Complejo vitamínico B.
- Magnesio.
- Multivitamínicos para hombres.
- Multivitamínicos para mujeres.

Asegúrate de hablar con tu médico primero si estás siguiendo algún tratamiento porque puede haber interacciones.

5. ¿Debo preocuparme si hago ejercicio?

No. Hacer ejercicio es completamente seguro en la dieta Keto, como comentamos anteriormente. Pero la dieta Keto puede afectar a la forma en que entrenas. Si haces mucho cardio como correr, montar en bicicleta, bailar, etc. entonces puedes comer un poco más de hidratos. Si te gusta levantar pesas, entonces puede que tengas que ajustar tus objetivos. Los hidratos ayudan con el rendimiento y la recuperación de los músculos. Es por eso que muchas personas que entrenan su fuerza siguen una dieta Keto cíclica, es decir, aumentan su ingesta de hidratos justo antes de una sesión de pesas. De todas formas, no tienes que hacer esto necesariamente. Puedes reducir el peso, el número de repeticiones o el de sets que realices.

6. Me he estancado en la pérdida de peso, ¿qué hago ahora?

Es probable que todo el mundo alcance una fase de meseta en cualquier dieta. Hay muchas causas, pero hay también muchas formas de ayudarte a superarlo. Estas son algunas sugerencias:

- Cambia de pesarte a medirte.
- Deja los alimentos procesados.
- Comprueba las etiquetas en busca de hidratos escondidos.
- Deja algunos edulcorantes artificiales.
- Come menos frutos secos.
- Disminuye tu ingesta de hidratos.
- Aumenta tu ingesta de grasas.
- Deja de comer lácteos.

7. Estoy estreñido, ¿qué debería hacer?

No es poco frecuente que las personas que empiezan la dieta Keto tengan movimientos intestinales irregulares. La siguiente lista son algunas cosas que puedes probar para arreglar tus problemas intestinales:

- Toma suplemento de magnesio.
- Aumenta el consumo de agua.
- Bebe café o té.
- Come chía o semillas de lino.
- Come más verduras ricas en fibra.
- Si comes demasiados frutos secos, déjalos.
- Prueba a tomar una cuchara sopera de aceite de coco.

8. ¿Qué hago si tengo calambres?

   Los dolores de cabeza y la niebla cerebral son algo
   frecuente para las personas que están empezando la dieta
   Keto. Como vas a orinar mucho más, perderás mucha
   agua. Añade eso a toda la grasa que estarás quemando y
   tienes la receta del desastre. Orinar más provoca pérdida
   de electrolitos y tienes que reemplazarlos. Añade más sal y
   agua a tu dieta para combatir este problema.

9. ¿Cómo puedo saber si estoy en cetosis?

   Mucha gente utiliza *Ketostix* para averiguar si están en
   cetosis. Están disponibles online y en la mayoría de las
   farmacias, pero no son completamente precisos. Tienes
   que orinar sobre ellos cada mañana y si se vuelve de color
   morado o rosa, estás produciendo suficientes cetonas. Si
   se vuelve de un color más oscuro, entonces probablemente
   estés deshidratado y tus niveles de cetonas están muy
   concentrados.

10. ¿Voy a perder mucho peso?

    Cuanto peso pierdas depende de ti. Hacer ejercicio puede
    ayudar a perder más peso. Si eliminas por completo
    derivados del trigo, lácteos y edulcorantes artificiales,
    probablemente pierdas más. Ten en cuenta que la gran
    pérdida de peso que experimentarás tras una o dos
    semanas es principalmente debida al agua. Probablemente
    no hayas quemado tanta grasa todavía. La cetosis tiene un
    efecto diurético en el cuerpo. Lo siguiente que pierdas será
    grasa siempre y cuando te hayas mantenido en cetosis.

Capítulo 11: Famosos y Atletas que siguen la Dieta Keto

Vanessa Hudgens

Vanessa Hudgens se ha hecho cargo de su carrera y su dieta – y a través de la dieta Keto ha conseguido la mejor figura de su vida. La estrella ha eliminado azúcares refinados, lácteos e hidratos de su dieta. Desde que empezó la dieta cetogénica, Vanessa ha perdido diez libras.

La clave de su éxito fueron los aguacates. Se aseguró de comer un al día. Explicó que "si no como demasiadas, mi cuerpo se aferra a las calorías. Nos han entrenado para pensar que las grasas son malas, pero son muy buenas".

También ha incorporado el ciclismo bajo techo (soulcycle) a su rutina. Cuando trabajaba para perder las 20 libras que tuvo que subir para su papel en *Gimme Shelter*, prefería escoger una bicicleta en primera fila. Esto le daba motivación para pedalear más rápido. Siempre que puede va a una clase y también hace circuitos de entrenamiento y pilates.

Vanessa empieza con aguacate, beicon y huevos – a medida que avanza el día, equilibra sus grasas y proteínas con verduras frescas. Normalmente, come una ensalada con muslos de pollo y medio aguacate para almorzar. Para la cena, generalmente, come filete a la parrilla o salmón con verduras salteadas.

También añade a su dieta infusiones detoxificantes. En particular, usa *Flat Tummy Tea* durante 28 días para combatir la hinchazón. Para redondear su dieta cetogénica, hace yoga. El yoga la ayuda a centrarse después de grabar películas intensas.

LeBron James y Ray Allen

LeBron adoptó una dieta paleo de estilo cetogénico hace algunos años, eliminando casi todos los hidratos, azúcares y lácteos.

Siguió una dieta estricta de 67 días y dice que lo hizo para probar su "fortaleza mental" y fuerza de voluntad. Durante ese tiempo, su dieta consistió en frutas bajas en azúcar, verduras, pescado y carne.

Para almorzar, le gustaban las ensaladas. Compartió algunas de sus comidas en Instagram. Una fue una ensalada de rúcula con anacardos, mango, fresa y pollo, con una vinagreta ligera. Otra de sus comidas fue ensalada de langosta y chutney de mango.

LeBron nunca ha dicho exactamente el peso que ha perdido, pero Brain Windhorst, un reportero de ESPN con mucho acceso a James, estimó su pérdida de peso entre 12 y 20 libras.

Con 6'8" (más de 2 metros), la estrella del baloncesto pesaba en torno a 270 libras la temporada anterior a su dieta Keto. La temporada siguiente había bajado a 250. LeBron había sido inspirado por la transformación de su antiguo compañero de equipo en los Miami Heat, Ray Allen. Ray se había puesto muy en forma cuando cambió a una dieta paleo baja en hidratos durante el verano de 2013.

Allen volvió del descanso de verano en mucho mejor forma que el año anterior a adoptar la dieta paleo baja e hidratos y sin azúcar. Allen no empezó la dieta para perder peso. Dijo que la nueva dieta le daba más energía y mejoraba su recuperación después de los entrenamientos. También motivó a Dwayne Wade.

El profesor y nutricionista de la Universidad Estatal de Ohio, Dr. Jeff Volek, dijo que la pérdida de peso de James fue por su plan de comidas con inspiración cetogénica. Volek explicó que muchos atletas han empezado a preferir dietas ricas en grasas, bajas en hidratos para bajar de peso rápido y cambiar su composición de grasas.

Halle Berry

A los 51 años, Halle Berry está impresionante y lo hace con ayuda de una dieta cetogénica y muy buena genética. Ella sigue una dieta Keto para controlar no solo el peso, sino su diabetes, que le fue diagnosticada a los 22 años.

Seguir una dieta muy baja en hidratos, moderada en proteínas y muy rica en grasas la ayuda a quemar grasas en vez de hidratos para obtener energía. Halle se llena con mantequilla, aceite de coco y aguacate.

En una entrevista para *PeopleTV*, explicó que las legumbres, frutos secos, proteínas y huevos también se colaban en su plato junto con muchas verduras. Explicó que la dieta está lejos de la privación de comida. Dijo que "puedes comer toda la comida que quieras. Puedes comerte un filete *porterhouse* enorme si quieres. Simplemente no puedes comerte una patata asada".

Puedes ver, fácilmente, todas sus comidas favoritas en su página de Instagram. También encontró inspiración en Maria Emmerich. Así es como luce un día típico de Halle:

- Desayuno – Batido bulletproof de proteína de colágeno o verduras de hoja verde y remolacha.

- Almuerzo – Rollitos de jamón y rúcula o judías verdes a la boloñesa.

- Cena – Chile blanco de pollo o trucha ártica con salsa de aceitunas.

- Aperitivos – Tulipanes de tomate, caldo de pollo o chips de calabacín.

Definitivamente, la dieta cetogénica funciona para Halle y es la forma perfecta de ayudarla con su diabetes.

Conclusión

Felicitaciones por terminar la Dieta Cetogénica Moderna.

Dar los primeros pasos hacia una vida saludable es una de las cosas más difíciles y valientes que las personas pueden hacer. Al elegir probar una dieta Keto, estás dando ese paso. Usa la información que has aprendido para hacer una transición más fácil y sentirte más realizado. El mejor punto para empezar es, probablemente, determinar tus macros y después recorrer tu casa deshaciéndote de todo lo que no sea Keto.

Esto no será lo más fácil que hayas hecho en la vida, pero será reconfortante. Verás los cambios rápidamente y si cumples con tus macros, verás el peso prácticamente caerse. Puedes disfrutar de la dieta. Con un poco de creatividad, puedes disfrutar de las comidas más deliciosas que hayas probado y no sentirás que te estás perdiendo nada.

Asegúrate de marcar tus objetivos y tener todos los alimentos que necesitas para tener éxito. Asegúrate también de tener más que suficientes grasas porque son las que te mantendrán lleno. Los aperitivos son una gran opción también. Juega un poco con tus macros hasta descubrir lo que mejor te funciona. Lo más importante es que hagas funcionar esta dieta para ti. Ahora, a empezar.

Para terminar, si encontraste este libro útil de alguna forma, ¡siempre se agradece una reseña positiva en Amazon!